DES EAUX

MINÉRALES.

DOCTEUR A. TREUILLE

DES EAUX

MINÉRALES ET THERMALES

ET DE

LEUR VALEUR THÉRAPEUTIQUE.

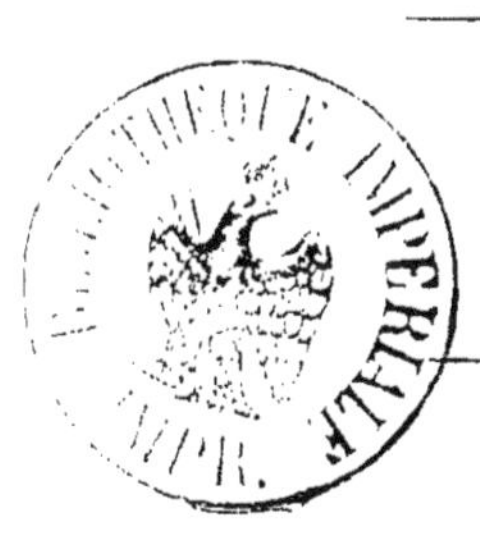

CONTREXÉVILLE.

PARIS

IMPRIMERIE D'EMILE ALLARD

RUE D'ENGHIEN, 14

1858

QUELQUES MOTS

SUR

L'ÉTAT ACTUEL

DE LA SCIENCE MÉDICALE.

§ I. — Quelques mots sur l'état actuel de la science médicale.

La Medecine n'est pas une Science!

Telle est du moins la proposition passée, semble-rait-il, à l'état d'axiome indiscutable, car elle retentit à nos oreilles, répétée d'écho en écho, à tous les de-grés de la grande échelle sociale.

Cette proposition, cet axiome des gens du monde, les médecins doivent-ils l'accepter? peuvent-ils se courber sous un semblable préjugé et donner gain de cause à tous ceux qui l'acceptent et le propagent?

Quant à nous, nous pensons, au contraire, que les hommes qui s'occupent sérieusement des Sciences médicales doivent consacrer tous leurs efforts à re-chercher la vérité, à la démontrer et à en accélérer la vulgarisation, afin de prouver aux esprits les plus incrédules, afin de faire voir aux yeux les moins clair-voyants que la médecine n'est pas une chimère, mais une réalité.

« Toutes les Sciences *sont la même,* » a dit très judicieusement un spirituel écrivain (1).

____

(1) A. Toussenel, *Esprit des Bêtes.*

Et, en effet, il n'y a qu'UNE Science. Les parties multiples des diverses connaissances humaines ne sont que les rameaux du même arbre, l'arbre de Science. Elles constituent simplement les échelons, les différents termes de cette grande série de vérités qu'on appelle la Science.

Qui donc serait assez téméraire, aujourd'hui, pour assigner une limite à la Science ? qui oserait lui dire : « Tu n'iras pas plus loin ? » Chaque jour, une découverte, une invention, une application nouvelle de ses éternels principes vient nous révéler qu'elle avance à pas de géant dans la voie du progrès.

Donc, si le fait de la Science est de progresser incessamment vers l'infini, n'est-il pas évident que la médecine, qui est une de ses branches les plus importantes, a dû suivre et suit nécessairement la même marche?

Mais de ce que nous avons dit, que la destinée de la Science est de tendre sans cesse vers sa perfection, s'ensuit-il que nous pensions qu'il est impossible d'arriver à constituer véritablement la Science? Non, sans doute, car c'est précisément vers la constitution générale des diverses branches de la Science que sont dirigés désormais tous les efforts du génie humain.

Dans ce grand mouvement d'élaboration et d'enfantement de vérités scientifiques qui caractérise surtout notre époque, la médecine n'est pas restée en arrière.

Après avoir soumis au creuset de l'analyse la plus rigoureuse, chaque système, chaque affection, chaque symptôme, chaque agent thérapeutique, n'est-elle pas arrivée à formuler nettement la valeur exacte et mathématique de chacun d'eux? D'autre part, entrant déjà dans la synthèse, rattachant les uns aux autres tous les faits médicaux et thérapeutiques analysés si profondément, n'a-t-elle pas jeté les bases d'une doctrine positive et complète?

Donc, loin de nous cette pensée que la médecine n'est pas une Science. Cette idée n'est qu'une prévention funeste à laquelle nous défions de trouver pour base un raisonnement logique.

Laissons à l'ignorance prétentieuse la déplorable habitude de juger toutes choses sans examen. Pour nous, en présence de l'état d'incohérence et d'isolement où gisent encore les différentes branches de la Science, nous nous rappelons avec tristesse combien d'efforts, et quels efforts inouïs, a dû tenter chaque génération de savants pour ne pas perdre la tradition scientifique. Si quelque chose nous frappe et nous étonne, c'est précisément l'immense résultat obtenu en dépit de tant de difficultés sans cesse renaissantes? Sans vouloir entrer dans les détails de tous les progrès accomplis en médecine, depuis quelques années, et des heureuses applications qu'elle fait, des découvertes dont elle s'enrichit chaque jour, nous désirons apporter quelques preuves à l'appui de notre thèse et citer quelques-uns des exemples les plus concluants.

Que laissent à désirer l'anatomie, la physiologie, la chimie, la botanique, la physique et les autres Sciences dites naturelles? Quelles autres branches de la Science, en général, sont arrivées à un développement plus avancé? Or, toutes les sciences naturelles ne font-elles pas partie intégrantes des études médicales? Ce que gagne la physique, la botanique, la chimie, la physiologie, l'anatomie, n'est-ce pas, en fin de compte, autant de gagné pour la médecine elle-même?

S'attachant uniquement aux résultats produits, les gens du monde, — et, avec eux, quelques médecins, hélas! — n'ont vu jusqu'ici dans la médecine qu'une science obscure, conjecturale, consistant tout entière dans l'administration empirique, plus ou moins fatale, plus ou moins heureuse, si l'on veut, du médicament qui doit opérer la guérison. Mais, sur ce terrain encore, la science médicale est assez sûre d'elle-même pour ne pas s'en rapporter exclusivement au hasard et ne point marcher à l'aveugle.

N'est-ce pas avec la certitude de guérir que le médecin emploie le sulfate de quinine, découverte encore récente, et dont les effets sont infaillibles contre la fièvre intermittente et tant d'autres affections périodiques? N'est-ce pas d'hier qu'on se sert de l'éther et du chloroforme, découvertes providentielles, qui

permettent désormais aux chirurgiens de pratiquer
les opérations les plus sensibles sans que le patient
éprouve la moindre douleur? Le bandage inamovible,
dont l'emploi modifie si heureusement le traitement
des fractures, n'est-il pas encore nouvellement acquis
à la science? Le fer et ses différents composés ne gué-
rissent-ils pas à coup sûr la chlorose (pâles couleurs),
et ne refont-ils pas, pour ainsi dire, de toutes pièces,
les constitutions affaiblies? Le mercure et l'iodure·de
potassium pour les affections syphilitiques, le soufre
pour les maladies de la peau, l'huile de foie de morue
et les préparations iodées pour la diathèse tubercu-
leuse, le chlorate de potasse pour la diphthérie, l'opium,
l'arsenic, et tant d'autres remèdes, regardés comme
spécifiques, ne produisent-ils pas entre les mains du
médecin des résultats aussi certains, aussi brillants?

Que le nombre des médicaments *spécifiques* ne soit
pas aussi considérable que la quantité des symptômes
morbides, nous l'accordons. Mais, puisqu'un petit
nombres de spécifiques déjà découverts sont aujour-
d'hui dans le domaine de la Science, il en résulte logi-
quement qu'il est possible d'en découvrir de nouveaux.

A cet égard, chaque jour suffit à sa tâche.

D'ailleurs, il s'en faut encore de beaucoup que
l'intelligence humaine ait atteint l'apogée de sa puissance ; mais nous croyons que le progrès social, avec
le temps, réalisera les conditions les plus favorables
à son complet développement.

Quoi qu'il en soit, les progrès des Sciences médicales, et la certitude *positive* avec laquelle le médecin
agit dans un si grand nombre de cas, ne suffisent pas à
nos yeux pour déclarer que la médecine est une
science définitivement constituée. Mais, ce qu'on ne
peut nier, et c'est précisément ce que nous tenions,
avant tout, à bien constater au début de cette étude,
c'est que la médecine marche directement vers ce but,
et qu'un jour ou l'autre elle y atteindra.

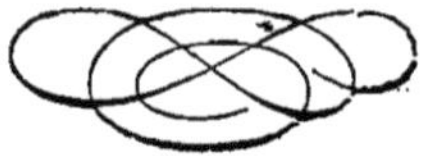

CONSIDÉRATIONS

SUR

LA VALEUR THÉRAPEUTIQUE

DES

EAUX MINÉRALES ET THERMALES.

Il est déjà une branche de la thérapeutique générale qui offre de telles ressources, qu'en la généralisant par une exploration plus complète, et par l'analyse plus détaillée et plus approfondie des différents règnes de la nature, elle pourrait suffire à toutes les indications médicales, et donner, pour ainsi dire, le *spécifique* de chaque maladie. Nous voulons parler de l'emploi thérapeutique des eaux minérales et thermales.

Nous sommes très éloigné de partager l'opinion de certains médecins fort distingués, à d'autres titres, qui pensent et professent encore aujourd'hui que les eaux minérales n'ont qu'une action accessoire sur la maladie, et que le bien-être qu'on éprouve de leur usage provient, surtout, du changement d'air et d'habitudes, du charme de l'inconnu, du repos de l'esprit et des affaires, de l'air pur qu'on respire à la campagne, des promenades, des distractions, du régime, des conditions hygiéniques, etc., etc.

Nous pensons et nous affirmons,—et cela en bonne et nombreuse compagnie, du reste,—que les modifications si frappantes, imprimées en si peu de temps à l'organisme, chez les personnes qui vont chaque année aux sources, sont entièrement dues à l'usage exclusif des eaux minérales et thermales, tandis que les conditions hygiéniques nouvelles sus-énumérées, — nous n'en voulons certes pas nier l'heureuse influence, — ne sont que les auxiliaires naturels du traitement par les eaux. La vogue réfléchie dont jouissent aujourd'hui les eaux minérales et thermales, n'est-elle point, après tout, la meilleure preuve de leur efficacité? Cette vogue, qui va sans cesse en augmentant, ne devrait-elle pas ébranler les hommes de Science encore incrédules?

Mais il est vrai de dire qu'à part deux ou trois ouvrages écrits sur les eaux (1), les éléments positifs font encore défaut, et c'est là ce qui constitue, à nos yeux, la raison majeure de l'indifférence traditionnelle de beaucoup de nos confrères.

Dieu merci, cette indifférence disparaît de jour en jour et, « pesant à leur tour sur l'esprit des malades, les médecins, mieux éclairés sur les eaux et leur pouvoir, et sur la valeur respective des sources, en ont fait plus souvent et plus sérieusement l'objet de leurs prescriptions, et c'est ainsi qu'un grand agent thérapeutique s'est trouvé recevoir une double et salutaire impulsion (2). »

(1) Durand Fardel et A. Rotureau, dont les ouvrages nouvellement parus nous semble réunir les conditions de positivisme dont nous signalons l'absence. Mentionnons aussi le livre de MM. O. Henry, père et fils, plus particulièrement destiné aux pharmaciens.

(2) Mélier, Discours d'ouverture à la Société d'hydrologie médicale (novembre 1856).

§ II. — Historique de l'emploi des eaux minérales.

L'emploi thérapeutique des eaux minérales et thermales remonte à la plus haute antiquité, et se perd dans la nuit des temps. Déjà, du temps d'Hippocrate, les Grecs en faisaient un fréquent usage. Ils se rendaient en foule à la grotte, qui porte encore le nom du père de la médecine, et un grand nombre d'individus, atteints d'affections différentes, y trouvaient à leurs maux un soulagement marqué.

Les Romains paraissent avoir connu et employé les eaux d'une façon plus générale et surtout plus judicieuse que les Grecs. Aux temps d'Auguste, son médecin, Musa, sut guérir, au moyen de l'eau froide, l'Empereur d'une douloureuse hépatite qui avait résisté aux fomentations chaudes. C'est à cela qu'il dut la réputation de premier médecin de Rome. Horace alla le consulter ; sur les conseils du médecin, le poète quitta les thermes de Baïa, et trouva à Salerne la guérison de ses maux (1). Les Romains ont laissé l'empreinte durable de leur passage dans toutes les stations minérales et thermales importantes. Pour ne parler que des Gaules : Plombières, Luxeuil, Vichy, Sermaize, le Mont-Dore, Bagnières-de-Luchon, etc., etc.,

(2) *Études médicales sur les poètes latins*, par M. Menière. Paris, 1858.

offrent encore aujourd'hui, aux yeux étonnés des baigneurs, des touristes et des voyageurs, des ruines de piscines romaines plus ou moins bien conservées.

Ce mode de guérison parait totalement abandonné à la chute de l'empire romain, et durant cette longue période de chaos social qu'on appelle le moyen âge. Il est vrai d'ajouter qu'alors, par une réaction anti-païenne, on s'occupait infiniment plus de l'âme que du corps; l'ascétisme et la macération étaient universels, et tout ce qu'avaient pratiqué les anciens était réputé œuvre de Satan.

Aussi, est-il difficile de trouver dans l'histoire une époque plus féconde en maladies épidémiques et contagieuses. C'étaient le trousse-galand, le feu de saint Antoine, le mal des ardents, la danse de saint Gui, le tarantisme, la syphilis, la peste, les convulsionnaires, et cent autres fléaux qui, tour à tour, ravagèrent l'Europe. Le corps dédaigné semblait se venger de la tyrannie de l'âme.

Enfin, l'usage des eaux minérales rentre en faveur au XVIe siècle.

Veut-on s'en convaincre, il suffit d'ouvrir le second livre de *Pantagruel* (1), et l'on verra comment le joyeux curé de Meudon, abstracteur de quintessence et docteur en médecine, explique l'origine des eaux thermales de « Cocteretz (2), Limous, Dast (3), Balle-

---

(1) Chapitre XXXIII. — (2) Cauterets. — (3) Dax.

» rue (1), Neric (2), Bourbonnensy (3) et ailleurs, »
en France; et, en Italie, de « Monsgrot, Appone, Santo -
» Pedro dy Padua, Sainte-Hélène, Casa-Nova, Santo-
» Bartholomeo, etc., etc.

» Et m'esbahis grandement d'un tas de fous philo-
sophes et médecins, s'écrie Rabelais, qui perdent
temps à disputer dond vient la chaleur de ces dites
eaux, ou si c'est à cause du baurach (borax), ou du
l'allum, ou du salpetre qui est dedans la minere : car
ilz n'y font que ravasser, et mieulx leur vauldroit se
aller frotter le cul au panicault (chardon à cent têtes),
que de perdre ainsi le temps à disputer ce dont ilz ne
savent l'origine. Car la resolution est aisée, et n'en
fault enquester davantaige, que les dits bains sont
chaulx parce qu'ilz sont issus par une chaulde pisse
du bon Pantagruel. »

Ce passage suffit à prouver combien déjà, il y a
trois cents ans, la Science renaissante était préoccupée
de déterminer la cause intime de l'action des sources
minéro-thermales. Les sources, dès lors, ne furent
plus sans visiteur, et l'emploi des eaux, comme moyen
thérapeutique, n'a fait, depuis lors, que se répandre
de plus en plus.

En France, l'usage des eaux minérales, abandonné un
instant pendant la tourmente révolutionnaire, tend de
jour en jour à se généraliser. Aller aux eaux devient en

______

(1) Ballaruc. — (2) Néris. — (3) Bourbon-Lancy.

quelque sorte une habitude de l'existence commune.
— Aujourd'hui, grâce à leur emploi thérapeutique
mieux connu et révélé par les progrès de la chimie
moderne, grâce aussi aux chemins de fer qui ont sup-
primé toutes distances, les eaux minérales sont entrées
dans nos mœurs par la porte de la Science, cette fois
pour n'en plus sortir ; c'est désormais un fait accompli.

§ III. — Analyse de leur emploi.

Actuellement, les eaux minérales ne sont pas seulement prescrites pour combattre les affections chroniques, mais encore l'on n'attend plus, pour en con-
seiller l'usage, d'avoir épuisé toutes les ressources
thérapeutiques de la pharmacologie. Sans avoir une
foi bien robuste dans leur emploi comme moyen prophylactique, nous désirons pourtant les voir entrer
dans les habitudes d'une hygiène bien entendue. C'est,
semble-t-il, ce qui ne doit pas manquer d'arriver en
un temps qui n'est peut-être pas très éloigné.

Par malheur, ce mode de traitement n'est encore
accessible qu'à un petit nombre de privilégiés. Espérons, toutefois, — et nous n'en pouvons douter, —
qu'on trouvera les moyens de mettre les sources à la
portée du pauvre comme du riche.

Nous disons les sources et non pas l'eau minérale ;

car, — quoique en aient dit plusieurs de nos confrères
dont nous ne saurions que louer les excellentes inten-
tions, — nous posons en fait que les eaux minérales n'ont
d'efficacité *réelle* que prises à la source. Or, on ne
peut les prendre ainsi, sur place, que durant une partie
relativement restreinte de l'année, afin d'être à même
de jouir des circonstances les plus favorables à leur
action. Cependant, que l'on y prenne garde, nous
n'allons pas jusqu'à dire que les eaux minérales perdent de leur qualité à chaque renouvellement de
saison. Nous disons seulement que les circonstances,
servant d'utiles auxiliaires au traitement, n'existent
que pendant quatre ou cinq mois de l'année.

Nous pensons donc, et nous avons des raisons
personnelles pour émettre cette affirmation, nous
pensons qu'en dehors des sources, et, pour parler plus
rigoureusement, en dehors de leur point précis
d'émergence, les eaux minérales deviennent inaptes
à produire sur l'organisme cette action multiple et
complexe qui le modifie si profondément.

Sans aucun doute, les eaux purgatives sont encore
purgatives, les eaux sulfureuses ont encore le goût et
l'odeur qui les caractérisent, les eaux ferrugineuses
contiennent encore du fer, etc., mais toutes ont perdu le
principe encore inconnu qui fait de chacune d'elles
comme autant de spécifiques contre les diverses affections pour lesquelles nous les conseillons.

Pénétrés de la vérité de ce phénomène, certains médecins hydrologues en ont recherché la cause. On a
émis et soutenu l'opinion que beaucoup d'eaux minérales et thermales, celles de Plombières, de Contrexéville, de Vichy, par exemple, n'ont d'action sur l'é-
conomie qu'en vertu des quantités minimes d'arsenic
qu'elles contiennent. D'autres n'ont voulu attribuer
leurs propriétés thérapeutiques qu'à la présence du
fluor ou des fluorures. Les uns et les autres ne semblent pas comprendre comment les sels alcalins qui
composent ces eaux, et qui, pour quelques-unes, les
font si peu différer de l'eau commune, en aspect et en
saveur, peuvent avoir les propriétés énergiques que
leurs effets, journellement observés, constatent.

Certes, toutes les eaux minérales contiennent, en
solution très divisée, plus ou moins de soude, de
magnésie, de manganèse, d'alumine, de fer, de brôme,
d'iode, de soufre, d'arsenic, de fluor, de gaz acide
carbonique, etc., etc. Loin de nous la pensée de nier
d'une manière absolue qu'une part très sensible de
leur action ne soit due à la prédominance de quelques-
uns de ces éléments.

Mais que l'on essaye de guérir, à distance des sources, les coliques hépatiques à l'aide de l'eau de Vichy,
de modifier la marche d'une affection chronique de la
poitrine par l'usage des Eaux-Bonnes ou de celles du
Mont-Dore, de guérir la gravelle, la goutte, les coliques néphrétiques, par l'eau de Contrexéville, de Vi-

chy ou de Ricumajou, le médecin, dans la plénitude de son jugement, et sans parti pris à l'avance, ne tardera guère à être convaincu de l'entière impuissance et de l'inefficacité complète de ces différentes eaux transportées.

Nous avons, en effet, la conviction que, jusqu'à présent, les hommes de Science se sont trop exclusivement préoccupés de l'analyse chimique des eaux minérales, laquelle ne peut expliquer toutes leurs propriétés médicales. Leur particularité synthétique n'a pas été assez sérieusement prise en considération.

§ IV. — Vitalité des eaux.

Sous ce rapport, les anciens me paraissent avoir approché plus près de la vérité, car ils attribuaient les propriétés médicales des eaux minérales aux qualités occultes, aux forces particulières de la terre.

Plus tard, et dans un temps peu éloigné de nous, les découvertes électro-chimiques firent supposer que le galvanisme, dont les phénomènes ont tant de puissance, pourrait expliquer l'origine, et surtout les propriétés thérapeutiques des eaux minérales et thermales. Nous sommes parfaitement de cette opinion.

La seule objection un peu sérieuse qu'on puisse opposer à ceux qui, avec nous, admettent cette théorie,

est de vouloir faire agir les différentes couches terres-
tres à la façon d'une immense pile galvanique :
comme l'électricité varie constamment dans ses effets,
les eaux minérales étant le produit de l'action de
pôles opposés, la même eau serait tantôt acide, tantôt
alcaline, tandis qu'elle est toujours identique, et dans
sa composition chimique et dans son action thérapeutique.

Nous répondrons à cette objection :

Les diverses couches superposées peuvent contenir
les substances propres à neutraliser les effets variés
de l'électricité. En outre, point de combinaison chimique sans production de galvanisme. Or, comme les
combinaisons chimiques, pour les eaux minérales, ne
peuvent se produire qu'en traversant les différentes
couches calcaires, invariables dans leur composition
géologique, l'électricité produite est toujours de même
nature ; par conséquent, l'eau minérale est toujours
identique.

Mais, pour bien apprécier les divers effets thérapeutiques des eaux minérales, il ne s'agit pas tant, selon
nous, de commenter, avec plus ou moins de vérité et
de profondeur, le rôle respectif des divers éléments
chimiques qui les constituent, que de les prendre dans
leur *état de vie* comme formant un TOUT INDIVIDUEL.

Un jour, à Contrexéville, sommé par un groupe de
buveurs de donner l'explication de la valeur thérapeu-

tique si marquée de cette eau prise à la source et de la nullité de son action bue au loin, pris au dépourvu et, il faut bien l'avouer, un peu embarrassé par cette question, je cherchais à la résoudre à l'aide de périphrases et de circonlocutions, lorsqu'un brave paysan, l'un de mes auditeurs, voyant mon embarras, d'un mot formula ma pensée. « Je vous comprends, me dit-il ; *il faut la boire* VIVANTE. »

Oui ! il faut *boire* VIVANTES les eaux minérales, car, loin de la source, elles ont vite perdu ce *certain degré de vie* qui les rend si utiles et si précieuses à notre pauvre humanité. Mais les causes de toute essence de vie échapperont-elles toujours aux recherches de la science, et l'homme ici-bas ne serait-il appelé à régner que sur l'inertie de la matière? A la seule pensée d'une aussi triste destinée, nous sentons notre intelligence qui se révolte et proteste. Pourtant, il faut confesser notre ignorance actuelle.

Les observateurs impartiaux ont remarqué, comme nous, que les eaux n'agissent pas uniquement en raison de leur composition chimique. — « Il y a, dit le » docteur Civiale (1), il y a une circonstance qui » frappe relativement à l'influence qu'on attribue à ces » eaux (aux eaux minérales) dans le traitement des gra- » veleux : c'est que celles qui paraissent le moins pro- » pres à produire les effets qu'on leur attribue agissent

(1) *Du Traitement de la pierre et de la gravelle*, page 87.

» à peu près de la même manière que celles qui, en
» raison de leur composition, sont réputées les plus fa-
» vorables. »

Quoi qu'il en soit, risquons une explication, encore
bien incomplète sans doute, mais qu'il n'est peut-être
pas sans intérêt d'émettre dès aujourd'hui.

§ V. — Principe des eaux.

Le dosage et la composition chimique des eaux minérales se fait sous terre, à l'abri du contact de l'air et
de la lumière, ces agents de décompositions par excel-
lence. Dans ces conditions souterraines, les eaux se sa-
turent des gaz et de l'électricité latente qui résulte de
leur composition chimique, et qui, pour nous, constitue
surtout leur principale action thérapeutique. Hors de
la source, loin de la source, les eaux étant soumises,
même pour un temps de très courte durée, à l'action
de l'air et de la lumière, les gaz s'en échappent, se vo-
latilisent ; l'électricité, source de toute vie, disparaît
avec la cause qui la produit, l'âme s'envole, et il ne
reste plus, selon l'admirable expression de Bordeu,
qu'un cadavre !

Cela est si vrai, que les eaux minérales artificielles,
recomposées de toutes pièces dans les laboratoires,
exactement avec les mêmes éléments chimiques que

ceux que l'analyse la plus rigoureuse a pu découvrir et constater, ne produisent aucun effet thérapeutique ; leur action est nulle. Quelle que soit, au reste, la perfection d'imitation, on s'aperçoit bientôt que quelque chose d'essentiel leur manque ; il est même impossible de reproduire fidèlement tous leurs caractères physiques, encore moins leurs propriétés médicales. Eh bien ! il est hors de doute, pour nous, que la grande majorité des eaux minérales naturelles loin des sources, *rentrent dans les conditions des eaux artificielles.*

Donc, à nos yeux, *tous les produits minéraux et chimiques dont la présence est constatée par l'analyse, concourent aux propriétés thérapeutiques des eaux minérales,* mais sous l'influence d'un principe supérieur, qui n'est autre que *cette force particulière* des anciens, se combinant avec tous ces éléments, à l'abri des agents de décomposition, et qui, par sa présence plus ou moins concentrée, détermine *la vitalité,* la propriété particulière et la valeur thérapeutique de chaque source.

Quel est donc cet agent qui, coadjuteur de Dieu, crée à l'infini des combinaisons inimitables, ce principe, cette force encore inconnue, latente, insaisissable, qui nous échappe comme l'ombre, et qui pourtant donne la vie, même aux substances inorganiques ?

§ VI. — L'ozone.

Cet agent, *c'est la force électro-chimique* (1), force dont nous pouvons affirmer la présence, mais dont, en l'état actuel de la Science, il est impossible, soit d'indiquer la quantité, soit de recueillir la moindre parcelle ; substance primaire, source de vie, panacée universelle ; enfin, et en un mot, le grand œuvre des alchimistes et le but suprême de leurs recherches si longues, si pénibles, mais, hélas ! si décevantes.

(1) Quelque téméraire que puisse paraître notre affirmation, nous ne sommes cependant pas le seul à partager cette manière de voir. La lettre suivante, qui nous a été adressée, en fait foi :

« L'observation que j'ai promise au docteur Treuille est bien simple. — Elle corrobore la pensée qu'il y a dans les eaux thermales ou minérales un agent, *sui generis* (électricité ou autre), qui échappe à l'analyse chimique et qui opère par une action inconnue.

» Le fait que j'ai personnellement remarqué et éprouvé est celui-ci : la source Bodot, aux Eaux-Chaudes (Pyrénées), est *chimiquement* identique à la source principale des Eaux-Bonnes. La thermalité est aussi la même. Cependant, tandis que je pouvais à peine supporter un demi-verre d'Eaux-Bonnes, je supportais sans fatigue et sans phénomènes spéciaux un et même deux verres d'eau de la source Bodot.

» J'ai rapporté de mes expériences personnelles sur le traitement par les eaux minérales, la conviction qu'un agent *inanalysable* y joue le rôle le plus efficace.

» Son dévoué,

» J. C. »

Et pourtant, c'est cette mystérieuse force électro-chimique qui vivifie les eaux minérales. Elle se traduit à nous sous forme d'*ozone*, de cet ozone dont la présence, *non révélée* dans l'atmosphère, fait que quatre mille personnes meurent dans une nuit en temps de choléra !

Aujourd'hui, mieux instruits par l'expérience que les anciens alchimistes, munis, du reste, d'instruments de recherche plus perfectionnés, doués de moyens d'action plus complets, guidés par le flambeau de l'analyse, nous pouvons dire sommairement ce que c'est que l'ozone, indiquer quel est son rôle physiologique et prévoir ses effets sur l'organisme.

L'ozone, c'est l'*oxygène électrisé*. Il existe comme partie constituante dans l'air atmosphérique et il s'y trouve en plus grande quantité l'hiver que l'été. Il se produit naturellement, surtout pendant la nuit. On le produit chimiquement en décomposant l'eau au moyen de l'étincelle électrique. Toute eau, acidulée par les acides sulfuriques et azotiques, ou saturée par des sels fortement oxygénés, contient une forte portion d'ozone.

Suivant M. Schonbeim, l'ozone est l'agent le plus oxydant de la nature. M. Marignac considère l'ozone comme une modification particulière de l'oxygène augmentant ses affinités chimiques. M. Schonbeim, lui, regarde l'ozone comme étant de l'hydrogène à un degré supérieur d'oxydation.

Malgré tout, l'ozone échappe encore à tous nos

moyens d'analyse, et toutes les explications qu'en ont données les chimistes qui s'en sont le plus occupés, ne sont, jusqu'à présent, que de pures hypothèses.

Néanmoins, on peut, dès aujourd'hui, considérer l'ozone comme étant l'oxygène porté à sa plus haute puissance. Il brûle à froid l'argent, inattaquable par l'oxygène ordinaire. Par analogie, l'ozone doit avoir un grand degré d'énergie pour l'hématose du sang. L'expérience a déjà démontré qu'un des moyens les plus puissants de rétablir la circulation est la respiration de l'air oxygéné.

Donc, il est permis de considérer l'ozone, à *certaines doses*, comme le véritable OXYGÈNE VITAL, cet oxygène sans lequel l'hématose ne peut avoir lieu que d'une façon incomplète, même pour les sujets en santé. C'est un agent absolument nécessaire comme principe vital. S'il est essentiel à la vie, ou même seulement utile à la respiration, quels terribles effets ne doit-il pas produire s'il vient à manquer totalement ! Mais aussi, quels heureux résultats on en retirera si on l'administre en combinaison des sels minéraux avec lesquels il a le plus d'affinité ! Eh bien ! *toutes les eaux minérales prises à leur point d'émergence, donnent plus ou moins cette heureuse combinaison.*

Nous avons dit plus haut que l'ozone, respiré à certaines doses, pouvait être considéré comme le véritable oxygène vital. Mais s'il se trouve combiné en trop grande quantité dans l'air atmosphérique, il devient

asphyxiant, impropre à la respiration, et c'est ainsi
que, croirions-nous, s'expliqueraient les accidents qui
accompagnent les effets de la foudre.

En temps d'épidémie, on voit souvent l'ozone devenir rare ou manquer totalement; c'est ce qui eut lieu
dans cette fatale nuit du 14 au 15 juin 1849, où tant
de victimes succombèrent.

D'un autre côté, M. Schonbeim a observé, en 1855,
à Berlin, une grande quantité d'ozone dans l'atmosphère pendant une épidémie de grippe. On peut en
quelque sorte donner l'explication de cette épidémie de
grippe par l'excès d'ozone, agissant directement sur les
muqueuses bronchiques comme agent permanent d'irritation et, comme tel, devenant cause d'inflammation.

§ VII. — Conclusion.

En résumé, nous avons voulu faire ressortir ceci :

Ce qui, dans les eaux minérales et thermales, exalte
leur action thérapeutique, est dû bien plus à la présence de la force électro-chimique, que nous avons
cherché à faire connaître en parlant de l'électricité et
de l'ozone, qu'aux produits chimiques qu'elles contiennent.

Et, en effet, quoique cet agent, ne soit en soi ni
absolument de l'ozone, ni de l'électricité, il n'en manifeste pas moins la puissance de ces deux forces. L'é-

lectricité est connue, mais l'ozone l'étant beaucoup moins, nous nous sommes permis d'en rappeler très sommairement les principaux caractères.

Nous terminerons en disant à la chimie, avec M. Victor Antoine, « que, si elle ignore encore la substance » électro-chimique, c'est qu'elle est obligée, pour re- » chercher les vérités qu'elle demande à la matière, de » désunir, de diviser, de décomposer les principes » constituants des corps, et que, dans ces opérations, » elle perd ce qu'il faudrait recueillir. »

Peut-être se croira–t-on en droit de nous objecter que nous avons trop cultivé le domaine de la spéculation et trop creusé le champ de l'hypothèse. Soit ! Mais que nos conjectures présentent simplement quelques probabilités, et qu'elles méritent l'attention des esprits sérieux, nous nous estimerons déjà fort satisfait.

Nier les phénomènes dont il est encore impossible de donner l'explication catégorique, n'est plus de notre époque. Un des plus vrais titres de gloire du xixe siècle est l'investigation dans le domaine de l'inconnu.

Que ces deux motifs réunis servent donc d'excuse à ce que peut avoir de trop audacieux, au point de vue de la science pure, ce que nous avons avancé. D'ailleurs, soulever des hypothèses, n'est-ce pas souvent préparer la solution de questions importantes ?

CONTREXÉVILLE.

CONTREXÉVILLE.

J'ai été conduit à Contrexéville pour y soigner une
affection des reins et de la vessie dont je souffrais depuis plus de vingt années. Après avoir vainement
épuisé les divers traitements en usage, j'ai enfin obtenu, grâce à l'action bienfaisante de ces eaux, la guérison de mes cruelles souffrances, j'ai recouvré complétement une santé dont je désespérais, et j'ai eu le
bonheur de pouvoir me consacrer de nouveau à ces
occupations médicales qui me sont si chères.

Je crois donc avoir contracté une dette envers Contrexéville, et je l'acquitte à ma manière, en venant,
après tant d'autres (1), mieux autorisés peut-être, mais

(1) MM. Bagard, Thouvenel, Mamelet, Baud, Constantin James,
Haxo, Legrand du Saulle, J. Nicklès, Th. Lepage, etc.

non moins convaincus, affirmer les propriétés mer-
veilleuses de ses eaux, propriétés éprouvées par tant de
pauvres malades et par moi-même en particulier.

Sans doute, je n'ai point à dire des choses bien nouvelles. Mon but n'est point de découvrir, d'inventer,
mais de constater, une fois de plus, quelles sont les
propriétés thérapeutiques des eaux de Contrexéville,
et, en les louant comme elles le méritent, d'étendre à
mon tour, dans la mesure de mes forces, leur réputation encore beaucoup trop restreinte.

Puisse ma voix être entendue de tous ceux qu'affli-
gent des douleurs identiques à celles dont j'ai si longtemps souffert, et j'aurai rempli ce que je me plais à
considérer comme un devoir ! Puissé-je aussi, un jour
prochain, voir la vie et la richesse circuler en ce village, si humble mais si intéressant, puisque l'on y peut
retrouver la santé perdue !

Tels sont mes vœux. Je n'écris que pour en hâter
l'accomplissement.

Contrexéville est une commune de sept cents habitants environ, située dans le canton de Vittel, arrondissement de Mirecourt, département des Vosges, à trois cents kilomètres de Paris, soixante-dix de Nancy, quarante-six d'Épinal, cinquante-six de Plombières, vingt-cinq de Neufchâteau, trente-cinq de Domrémy. Des voitures publiques, dont le service est quotidien, la relient aux villes voisines et aux divers chemins de fer qui traversent la Franche-Comté, le Lyonnais et, en général, l'Est de la France. Dès à présent, quoique les lignes ferrées ne soient pas achevées, on peut s'y rendre de Paris en quinze heures, par le chemin de fer de l'Est, que l'on quitte à Commercy, à vingt lieues de Contrexéville. L'administration des postes y a, depuis peu, établi un bureau, où les dépêches de la capitale sont reçues et expédiées en treize heures.

Ce village est, pour ainsi dire, blotti au fond d'une vallée qui s'ouvre du Sud au Nord. Quand on s'y rend, on n'aperçoit son clocher que de très près ; on ne le voit lui-même, avec ses maisons et ses vergers, que lorsque l'on y est arrivé. Il est traversé par une petite rivière, le Vair, qui prend sa source non loin, et qui, augmentée d'un autre ruisseau, court, à travers une prairie charmante, se jeter dans la Meuse, près de Domrémy.

Le sol sur lequel est assis Contrexéville, à une profondeur de plusieurs mètres, a pour base des couches d'alluvion, infiltrées par des nappes d'eau souterraines jusqu'à une petite distance de la surface. D'autre part, les rues du village n'ont point de pentes, ni naturelles, ni artificielles ; le terrain argileux, par conséquent troublé aux moindres pluies, s'abreuve des purins suintés par les fumiers que les habitants peu prévoyants entassent devant leurs maisons. De plus, le Vair et le ruisseau de Suriauville, véritables torrents en automne et en hiver, laissent, durant les époques de sécheresse, leurs lits presque à découvert.

Les conditions climatériques de Contrexéville pourraient être plus favorables. Le pays est, en général, humide et froid, à cause de son élévation barométrique, — 350 mètres environ au-dessus du niveau de la mer,—à cause de sa proximité de la chaîne des Vosges et de la nature du sol précédemment décrite.

L'état sanitaire de la population fixe s'en ressent. On trouve, parmi elle, des goîtreux. On signale encore un certain nombre de cas d'albinisme et de crétinisme.

Mais, en somme, la population de passage n'a pas à craindre les affections dont la population permanente est trop fréquemment atteinte. Pendant l'été, et tant que dure la saison des eaux — du 1er juin au 1er octobre, — l'air est vif à Contrexéville et non moins sain que dans la plupart des stations d'eaux minérales et thermales.

Les environs présentent beaucoup d'agréments aux voyageurs. A quatre kilomètres à peine, du côté du village de Dombrot, du sommet de la montagne appelée *le Haut de Salin,* on peut jouir de la vue des montagnes des Vosges et du Jura, se dessinant à travers un horizon immense, coloré de mille teintes admirables au lever et au coucher du soleil. Contrexéville, même est entouré de plaines fertiles, de prairies émaillées de fleurs et de forêts magnifiques. Les touristes se plaisent à aller faire une excursion aux ruines du château de La Mothe, à s'asseoir sous le chêne des Partisans, à courir à travers les délicieux vallons de Bonneval et de la Chèvre-Roche, véritable oasis de verdure au milieu de blocs de rochers. Enfin, on doit honorer d'un pèlerinage patriotique la maison où naquit Jeanne d'Arc, et l'on peut prendre Contrexéville pour point de départ ou de retour de pérégrinations un peu plus lointaines à travers les gorges des Vosges.

§ II. — Historique des eaux.

Les eaux de Contrexéville ont guéri de temps immémorial les habitants du village même et des villages voisins des maladies des organes digestifs et urinaires.

— Aujourd'hui, hâtons-nous de le dire, leur effet n'est pas moindre qu'il n'était autrefois : la plupart de ceux qui s'en servent éprouvent un soulagement très sensible à leurs maux, avant même la fin du temps voulu pour le traitement.

Pourtant, la renommée de ces eaux ne date que du milieu du xviiie siècle. C'est en 1759 qu'une cure réputée merveilleuse les désigna à l'attention du docteur Bagard, premier médecin du roi, président et doyen du collége de médecine de Nancy, du temps de l'ex-roi de Pologne, *le bon* Stanislas, qui a laissé des souvenirs si populaires dans toute la contrée. M. Bagard lut son mémoire à la Société des sciences et arts de Nancy, le 10 janvier 1760. Il y révéla les propriétés chimiques et les vertus médicinales de ces eaux, que le monde scientifique ignorait alors complétement.

Un peu plus tard, 1774-1775, le docteur Thouvenel fut envoyé à Contrexéville par l'inspecteur général des eaux minérales de France, pour analyser les eaux de ce village. Il y trouva l'abbé de Bouville, qui s'était fait déjà opérer de la pierre, et qui, sa maladie persistant, était venu là faire un suprême essai de guérison. L'établissement des eaux de Contrexéville doit sa fondation et sa célébrité à ces deux honorables personnages.

Avant eux, ce qu'on appelle aujourd'hui *la Fontaine du Pavillon*, n'était qu'un grand trou difficilement abordable, parce qu'il était comme perdu au milieu d'une espèce de marais. Pour y prendre de l'eau, on était obligé de descendre plusieurs marches, pratiquées dans le sol même, et que soutenaient fort mal des planches à demi étayées à l'aide de piquets. Ces planches qui soutenaient les terres n'empêchaient point le mélange des eaux pluviales et même marécageuses avec l'eau guérissante de la source, qui avait alors environ vingt-cinq pieds de profondeur. Enfin une source souterraine d'eau commune venait sans cesse diminuer la valeur thérapeutique de l'eau minérale pure.

Grâce à M. l'abbé de Bouville, qui fit les frais nécessaires, car le propriétaire du jardin où était située la fontaine était trop pauvre pour s'en charger, M. Thouvenel fit chercher la source minéralisée que l'on trouva à quarante pieds de profondeur environ, et qui fut isolée de la source d'eau commune au moyen d'un puits en maçonnerie, fermé hermétiquement par un bloc de pierre.

Ces travaux indispensables étant achevés, la célébrité des eaux de Contrexéville ne manqua pas de s'étendre au loin. Les princes et les premières familles de la cour de France les fréquentèrent, et, à cette époque, ce village, encore si petit à cette heure, avait une jolie salle de spectacle où les plus hauts personnages se plaisaient à jouer eux-mêmes la tragédie et la comédie.

Presque abandonnées, comme la plupart des eaux de France, durant la révolution, les eaux de Contrexéville rentrèrent en faveur au retour de la tran-

quillité publique. Les sommités aristocratiques, mili-
taires, politiques, artistiques, industrielles et financiè-
res, y vinrent recouvrer la santé. Des étrangers, Ita-
liens, Espagnols, Allemands, Anglais, Russes, Suédois,
et même Américains, s'y donnèrent rendez-vous en
nombre considérable.

A présent, Contrexéville jouit d'une renommée méritée, comme nous le verrons tout à l'heure, pour l'efficacité réelle de ses eaux. Il serait encore plus fré-
quenté si les propriétaires de son établissement vou-
laient y apporter certaines améliorations que nous ne
manquerons pas de leur indiquer bientôt.

§ III. — Etat actuel.

Quoique le propriétaire actuel des sources y ait déjà
réalisé de notables améliorations, l'établissement des
eaux minérales de Contrexéville laisse encore beaucoup
à désirer. Les voyageurs, de plus en plus nombreux qui
y sont annuellement attirés, sont loin d'y trouver le
confortable qui leur est offert presque partout ailleurs
et en des endroits infiniment moins importants pour la
santé publique.

D'abord, l'aménagement des sources est fort impar-
fait. Il réclame des modifications immédiates.

La source principale, celle dite du *Pavillon* ou de la
Buvette, se trouve aujourd'hui exactement telle qu'elle

a été installée, grâce à l'abbé de Bouville, au dernier siècle. Un puits cimenté, d'une profondeur de treize mètres, l'isole des terres. Ce puits est fermé à l'aide d'un bloc de pierre, et le trop plein s'en échappe par une ouverture de niveau avec le sol. L'eau tombe dans une vasque de pierre, pour de là passer dans un canal de décharge qui la jette dans le Vair. Aux alentours, on a eu soin de dissimuler, à l'usage des buveurs, plusieurs *retraites*, qui, avouons-le, ne sont pas encore assez nombreuses.

Le puits conserve intactes et invariables la température et la limpidité de l'eau. Mais il n'en est pas de même du volume, qui suit les phases de sécheresse ou d'humidité de l'atmosphère, non plus que du *quantum de minéralisation*, ce qui surtout est fâcheux. Or, voici, selon M. Baud, dont j'ai pu vérifier le dire, quelles sont les conséquences de cette variabilité. Concentrée, l'eau est plus excitante, plus astringente, et son action sur les organes est plus énergique. Cette variabilité n'est-elle qu'accidentelle, ou plutôt ne proviendrait-elle pas de ce que le puits, si vieux, laisserait s'infiltrer les eaux du Vair, dont il a pour but d'isoler la source ? C'est ce qu'il faudrait observer avec soin, sans quoi les buveurs ne peuvent se passer journellement d'avoir recours à leur médecin pour savoir à quelle dose prendre la boisson plus ou moins minéralisée.

D'autre part, — et ceci n'a point encore été observé,

si ce n'est par les buveurs eux-mêmes, — pour rem-
plir son verre à cette source du *Pavillon*, il faut descendre trois marches, puis encore se baisser au niveau du sol. Il est facile de concevoir que ce mode
compliqué de puisement devient souvent difficile aux
personnes âgées, qu'il est toujours pénible aux dames,
impossible aux goutteux. Il serait donc urgent d'éta-
blir une vasque où chacun pourrait puiser l'eau sans
être obligé de se baisser.

A propos du captage et de l'aménagement des
sources, on devrait s'inspirer de ce qui a été fait non
loin, à Vittel, bien que, là non plus, le *très bien* n'ait
point été réalisé en ce genre, comme aux eaux d'Alle-
magne, par exemple.

En outre de la source du *Pavillon*, Contrexéville en
possède deux autres, dites des *Bains*, dont les propriétés thérapeutiques sont en tout point identiques à
celles de la première. Le captage en est nul. Elles cou-
lent à l'air libre sans être mises à l'abri contre aucun
des accidents atmosphériques. A peine sont-elles dé-
fendues par un fond de tonneau contre les couches
argileuses. Les feuilles, branchages et herbes des vé-
gétaux qui les entourent y tombent en pleine liberté.

L'eau qu'elles fournissent est élevée, dans deux ré-
servoirs établis au premier étage de l'établissement des
bains, au moyen d'une pompe aspirante et foulante
qu'un homme peut mettre en mouvement. Dans le
premier réservoir, l'eau est reçue à sa température

ordinaire ; dans le second, elle est chauffée à la température voulue pour les bains. Mais la chaudière où on la fait chauffer est tout à fait insuffisante. Il faudrait la remplacer de manière à ce que sa capacité fût au moins triple de ce qu'elle est aujourd'hui.

L'établissement a huit baignoires en zinc, dont les unes sont trop petites et les autres trop grandes. Leur nombre est d'ailleurs en disproportion évidente avec les bains demandés. Beaucoup de baigneurs se fatiguent à attendre leur tour, et les bénéfices de l'administration augmenteraient considérablement si l'on faisait une bonne fois les frais nécessaires, indispensables désormais, d'une installation suffisante. De toute nécessité, il importe de construire de nouveaux bains, — et, certes, ce n'est pas l'emplacement qui manquera ; — de faire en sorte que les baignoires soient en assez grand nombre pour suffire aux besoins des baigneurs ; enfin, de décorer chaque cabine avec le goût et le confortable que l'on trouve, par exemple, à Paris, dans tous les établissements de ce genre. De plus, les nouveaux bains devraient être pourvus d'un système complet de douches puissantes et d'appareils hydro-thérapiques, comme on le fait aujourd'hui dans la plupart des établissements thermaux qui comprennent leur intérêt.

Grâce à ces améliorations qui seront faites au plus tôt, nous l'espérons, un très grand nombre d'affections chroniques, auxquelles les eaux de Contrexéville n'ont point été appliquées jusqu'à ce jour, pourront être par elles traitées et guéries.

Le parc et les jardins de l'établissement sont plantés de beaux arbres d'essences variées. Leur végétation est vigoureuse, et, pour prendre un air de fête, ils n'attendent plus qu'une main intelligente qui saurait les débarrasser du surcroît de végétation par lequel ils sont vieillis avant l'âge.

Les deux rivières qui longent et traversent l'établissement sont encore plus négligées que le parc et les jardins. Leurs eaux sont croupissantes et fétides ; elles peuvent développer des empoisonnements miasmatiques chez les personnes qui y sont prédisposées, et faire naître la maladie à la place de la santé que l'on vient demander à la source. Que les deux rivières soient donc avec soin nettoyées, qu'on les endigue, qu'on les garnisse de galets, et leurs eaux, redevenues limpides, courantes, saines, seront un agrément de plus, un danger de moins.

On doit comprendre combien il nous a été pénible de critiquer, à nous surtout qui devons tant aux eaux de Contrexéville. Mais c'est précisément cette gratitude, que nous reconnaissons devoir à Contrexéville, qui nous a commandé de dire la vérité, rien que la vérité, toute la vérité. Nous espérons que personne ne s'y trompera.

Envain chercherait-on ailleurs les heureuses conditions de guérison et de santé réunies à Contrexéville.

Les développer est donc du devoir de ceux auxquels appartient la direction de ces eaux bienfaisantes. Tout dépend d'eux, et, certes, ils trouveront leur profit à faire de Contrexéville un séjour agréable, un lieu enchanteur où les voyageurs accoureront en foule, sûrs au moins d'y retrouver la santé perdue. L'utile existe déjà. Qu'on y joigne l'agréable, et l'avenir de Contrexéville est assuré.

§ IV. — Propriétés physiques et chimiques des eaux.

Disons maintenant quelques mots des propriétés physiques et chimiques de l'eau minérale de Contrexéville.

La source du *Pavillon* produit, par minute, soixante-dix-huit litres d'eau. Ce volume est constant durant les grandes chaleurs, mais il augmente après les grandes pluies. Nous avons dit déjà que, vu l'état du puits, les infiltrations d'eau commune étaient à craindre.

L'eau minérale a un goût de fer; elle est fraîche, douceâtre et légèrement acidulée.

Sa limpidité est parfaite, et les variations de volume ne l'altèrent en rien.

Au fond des bassins qui la recueillent, ainsi que dans son parcours à l'air libre, elle laisse se former à sa surface une légère écume qui disparaît par l'agitation et se reforme au repos.

Sa température est, selon Mamelet, de 8 degrés et demi Réaumur ; selon le docteur Baud, de 12 degrés centigrades. Quant à nous, nous avons reconnu qu'elle est fixe de 10 degrés et demi.

Des expériences réitérées ont prouvé qu'elle pèse, par litre, 2 grammes 20 centigrammes de plus que l'eau distillée.

Mise en ébullition, elle abandonne de l'acide carbonique, de l'oxygène, de l'azote ; le résidu déposé par elle contient du carbonate de chaux, de la magnésie, du sulfate de chaux. On y a encore signalé la présence de l'acide sulfurique, du fer et quelques traces d'arsenic.

Des savants distingués ont analysé, à diverses époques, l'eau minérale de Contrexéville ; nous devons donner le résultat de leurs travaux.

Voici d'abord l'analyse qui a été faite, en 1820, par Nicolas, sur 1 *pinte :*

	GRAINS.
Sulfate de chaux.	5
Sulfate de magnésie.	1/2
Muriate de soude.	1 1/2
Protoxide de fer surcarbonaté.	1/2
Acide carbonique (*traces non appréciables*).	0/0
	7 1/2

Voici maintenant celle de **M.** Fodéré, professeur à Strasbourg, en 1822, sur 44 *onces d'eau évaporée :*

	GRAINS.
Sulfate de chaux et de magnésie.	24
Sous-carbonate de chaux et de magnésie.	28
Muriate de chaux et de magnésie.	1 1/2
Protoxide de fer surcabonaté.	1 1/2
Silice.	2 1/2
Matière organique.	0 1/2
	58

L'analyse suivante, plus détaillée, est aussi plus précise ; elle diffère de celles qui précèdent par le nombre et la nature des principes salins. Elle a été faite, en 1828, par M. Collard de Martigny, sur *deux kilogrammes* d'eau minérale :

	GRAMMES CENT.
Sulfate de chaux.	2,159
Id. de magnésie.	0,043
Sous-carbonate de chaux.	1,611
Id. de magnésie.	0,033
Id. de soude.	0,007
Muriate de chaux.	0,076
Id. de magnésie.	0,028
Nitrate de chaux (*traces inappréciables*).	»
Protoxide de fer surcarbonaté.	0,181
Silice.	0,350
Matière organique.	0,067
Perte.	0,003

M. Collard a déterminé, pour la première fois, la
nature et la proportion des gaz contenus dans l'eau de
Contrexéville. A la température de 0' et sous la pression d'une colonne de mercure de 0,77, cette eau a
été reconnue comme contenant un peu moins que les
deux tiers de son volume de gaz.

Oxygène   11
Azote.   30
Acide carbonique.   59

Des expériences faites par M. Chevalier, membre de
l'Académie de médecine, avec le concours de M. A.-F.
Mamelet, ont constaté la présence de l'arsenic dans le
résidu laissé par de l'eau de Contrexéville évaporée.

En raison de cette minime quantité, les eaux de
Contrexéville seraient, écrivait M. Chevalier à M. A.-F.
Mamelet (23 septembre 1850), « un médicament ho-
mœopathique, si l'arsenic ne jouissait pas de propriétés
aussi marquées. Mais je crois que même cette petite
quantité de matière toxique doit avoir de l'action sur
l'économie. »

L'analyse la plus récente des eaux de Contrexéville
est due à M. Ossian Henri, membre de l'Académie de
médecine. Elle a été faite, en 1852, sur un litre de liquide, pris à la source du *Pavillon*.

                                                            LITRES.

PRINCIPES \ Acide carbonique libre.   0,019
VOLATILS / Azote avec un peu d'oxygène . . . . .   *indéterminé*

                                                            GRAMMES.

PRINCIPES FIXES.

Bi-carbo-nates.
- de chaux. . . . .   0,675 } 0,896
- de magnésie.   0,220
- de soude. . .   anhydre. . .   0.197
- de fer et de manganèse. . .   0,009
- de strontiane, sans doute car-bonatée. . . . .   *indices.*

Sulfates anhydres
- de chaux.   1,150
- de magnésie.   0,190
- de soude.   0,130
- de potasse. . . . .   *indices.*

Chlorures
- de sodium
- de potassium }   0,140
- de magnésium.   0,010

Iodure Bromure } alcalins ou terreux. . . . .   *indices.*

Silicates. { Silice / Alumine }   0,120

Azotate. . . . .   *indices.*

Phosphate de chaux ou d'alumine. . .
Matière organique azotée. . . . . }   0,070
Principe arsenical, uni au fer sans doute.
Perte.. . . . .

Principes minéralisateurs. .   2,941 } 1,000
Eau pure.   997,059

Depuis lors (5 mai 1857), un mémoire adressé à l'Académie des sciences, par M. J. Niklès, chimiste distingué, a signalé en particulier, dans l'eau de Contrexéville, la présence d'un nouvel élément chimique, le fluor, dont on ne connaît pas encore très nettement les propriétés physiologiques et thérapeutiques.

« J'en ai trouvé, dit M. Niklès, en quantités sensibles à l'état de fluorures. L'eau de Contrexéville en est bien plus riche que celle de Plombières... Le fait

de la présence des fluorures dans des eaux minérales
qui jouissent d'une réputation si méritée, me semble
de nature à appeler l'attention des médecins sur les
propriétés thérapeutiques de ces combinaisons, propriétés non encore étudiées, bien qu'on sache qu'elles
ne sont pas toxiques. »

Sans vouloir nier que la présence du fluor dans les
eaux minérales ne puisse contribuer au développement
de leur action thérapeutique, nous croyons avoir établi plus haut qu'elle est loin de suffire à l'expliquer.

§ V. — Action physiologique des eaux.

Étudions à présent l'action physiologique des eaux
de Contrexéville.

Voici quels sont leurs premiers effets sur les buveurs : la respiration et la circulation sont accélérées ;
toutes les sécrétions, et en particulier les urines et les
selles, sont augmentées d'une manière très notable.

Plus tard, après quelques jours d'usage, les eaux
produisent des phénomènes bien marqués sur le système nerveux. On se sent pris d'une mobilité inac-
coutumée, on est sujet à l'insomnie, on fait des rêves
fatigants, et les fonctions génitales éprouvent une surexcitation. Puis, tout l'organisme retombe dans une
apathie générale.

Les eaux de Contrexéville sont prescrites à la dose
de trois ou quatre verres durant les premiers jours, et,

les jours suivants, selon une proportion progressive,
on augmente la dose d'absorption, qui doit diminuer,
selon la même proportion progressive, pendant les der-
niers jours du traitement.

Quoi qu'en aient dit nos prédécesseurs dans l'étude
de ces eaux, il ne convient pas de les prendre à doses
trop élevées. Leur très puissante action sur toutes les
fonctions de l'économie pourrait troubler l'équilibre
de la santé générale. C'est pourquoi nous ne saurions
trop avertir des dangers que courent les personnes
qui, avec ou sans l'approbation de leurs médecins, ab-
sorbent, dans une même journée, quinze, vingt et jusqu'à trente verres de ces eaux, si bienfaisantes lorsqu'elles sont prises avec méthode et modération. Les
absorber en pareille quantité est un excès condamnable,
et auquel, par malheur, trop de buveurs semblent être
portés. Nous ne craignons pas de leur dire que les débauches d'eau guérissante peuvent aboutir exactement
aux mêmes résultats que des débauches d'un autre
genre.

Contrairement à l'avis de quelques-uns de nos confrères, qui prescrivent aux malades de boire les eaux
de Contrexéville à peu près à leur guise dans le courant du jour, et même, aux repas, mêlés au vin, nous
pensons, — et cela après expérience, — qu'elles ne
doivent être bues que le matin à jeun, et à la dose de
dix verres tout au plus. En effet, si on les prend dans
la journée, après, entre ou pendant les repas, — pur-

gatives comme elles le sont, — elles troublent le travail de la digestion, le compliquent de telle sorte que les effets naturels du traitement s'en trouvent empêchés.

Que les malades y songent ! à force de vouloir précipiter le retour de leur santé, qu'ils n'en précipitent pas la perte ! Nous ne saurions leur recommander avec trop d'insistance de suivre des prescriptions dont notre propre guérison et celle des personnes qui nous ont imité prouvent incontestablement la justesse.

Les eaux de Contrexéville sont, avant tout, diurétiques. Une heure à peine après leur ingestion, —c'est-à-dire après le quatrième verre,—si, comme on doit le faire, on en boit un verre de quart-d'heure en quart-d'heure, leur effet commence à se produire , et l'urine, évacuée dans la matinée, est environ d'un tiers supérieure en quantité à l'eau bue. Vivement sollicités, les reins exercent énergiquement leur fonction excrétoire et soustraient à l'économie plus de liquide que dans l'état normal.

Comme dans plusieurs autres stations thermo-minérales, à Contrexéville la cure est de vingt et un jours. Ce nombre de vingt et un jours ne peut pourtant pas être considéré comme absolu. On doit continuer à boire plus longtemps si l'état morbide se perpétue et tant qu'il subsiste. Du reste, la saturation se produisant toujours par une répulsion instinctive, on est par elle assez averti de l'heure à laquelle la médication doit être abandonnée. Cette saturation survient le plus souvent entre le seizième et le vingtième jour.

Quoique le caractère spécial de l'eau de Contrexéville soit d'être éminemment diurétique, il s'en faut de beaucoup qu'elle reste sans action sur le reste de l'organisme. Nous devons donc faire connaître à présent comment elle agit sur les principaux organes de l'économie.

§ VI. — Appareil digestif.

Pendant tout le traitement, les fonctions de l'appareil digestif sont fortement stimulées. L'appétit des buveurs est tellement surexcité que tous sont portés à abuser de la nourriture, et que les cas d'indigestion sont des plus fréquents.

Souvent il arrive que nombre de buveurs, se traitant pour la goutte ou la gravelle, voient disparaître certain état dyspepsique, qui jusqu'alors avait résisté à toute espèce de médication.

Pendant les libations de la matinée, les selles se multiplient plus ou moins suivant la susceptibilité du sujet. Jamais pourtant ces selles ne fatiguent autant qu'une purgation ordinaire. Habituellement, l'état normal se rétablit dans la journée même.

D'autre part, malgré l'action stimulante de l'eau de Contrexéville sur l'estomac, si on la boit à dose trop forte et trop coup sur coup, elle provoque parfois sur le cerveau des vertiges, des étourdissements, une sorte d'ivresse, enfin, très comparable à celle que l'on éprouve après un repas copieux. Les abus de l'eau peuvent amener des accidents encore plus graves. Le brave paysan, dont nous avons eu l'occasion de parler, a failli en être victime. Nous pourrions citer encore M. R... qui a été très sérieusement indisposé, et que son indisposition n'a pas guéri de son intempérance hydro-minérale.

Néanmoins, — hâtons-nous de le dire, — l'eau de Contrexéville est peut-être, de toutes les eaux minérales, celle que l'on peut boire impunément en plus grande quantité.

§ VII. — Appareil pulmonaire.

C'est surtout sur l'appareil pulmonaire qu'apparaît l'incitation si puissamment vitale et dynamique de l'eau de Contrexéville. Par son usage ont été guéris des cas nombreux de bronchite et de laryngite chroniques.

Qu'il me soit permis de me considérer moi-même comme sujet d'observation.

Cette année même (1858), je suis arrivé à Contrexéville atteint d'un commencement d'angine. Il provenait de ce que toute une nuit, passée en voyage, j'avais été exposé à un courant d'air produit par l'ouverture

d'une portière. A cause de cette complication de mon
état morbide, je craignais de ne pouvoir immédiatement
me soumettre à la cure par l'eau minérale. J'allai
pourtant à la source, et quel ne fut pas mon étonne-
ment lorsque je m'aperçus qu'après ma première
séance l'angine avait complétement disparu !

Une autre fois, méconnaissant toutes les règles de
l'hygiène,— cela, faut-il l'avouer ? par la faute d'un de
nos plus spirituels académiciens, M. de Saulcy, qui
raconte avec trop de charme ses excursions à la mer
Morte et ses voyages à travers les régions les plus fan-
tastiques, — je m'étais oublié à rester en plein air et
fort légèrement vêtu jusqu'à près de minuit. Je payai
mon imprudence d'une nouvelle angine beaucoup
plus caractérisée que la première. J'allai néanmoins à
la source, et, comme précédemment, je me trouvai
guéri le jour même.

Il me serait facile de multiplier les exemples. Ceux-
ci ont dû me convaincre. Ne suffiront-ils pas à convaincre mes lecteurs ?

§ VIII. — Appareil génital.

L'excitation générale que l'eau de Contrexéville produit sur les organes génitaux découle naturellement de
la suractivité qu'elle imprime à tout l'organisme. Cette
excitation se traduit, chez les hommes, par des érec-

tions plus fréquentes que d'habitude, par des pollutions nocturnes, et même, chez quelques-uns, par des désirs charnels depuis longtemps oubliés. Chez les femmes, — à cause de leur nature particulière et de leur organisation différente de celle des hommes, — l'excitation a pour effets principaux d'avancer les époques menstruelles, de rendre les règles plus abondantes et de plus longue durée. On peut donc, aux propriétés déjà nombreuses de l'eau de Contrexéville, ajouter, sans crainte d'être contredit, la propriété *aphrodisiaque*.

On comprend sans peine quels services pourraient être retirés des propriétés toniques de cette eau, de son application sous forme de bains et surtout de douches, pour les cas d'engorgement et de déplacement de l'utérus. Si les bains et les douches étaient bien organisés à Contrexéville, cette station d'eau minérale n'aurait rien à envier à celles qui ont acquis le renom de guérir le mieux les affections de cette sorte.

§ IX. — Appareil urinaire.

L'eau de Contrexéville, grâce à l'étonnante rapidité avec laquelle elle circule, grâce aussi à l'action de sa *vitalité* particulière, nettoie complétement l'appareil urinaire de la même manière qu'un tuyau serait désobstrué par un fort courant d'eau. On peut dire qu'elle fait l'office d'un puissant irrigateur agissant à l'inté-

rieur par des irrigations souvent répétées. En effet,
l'eau arrive si promptement dans la vessie qu'en la
parcourant elle n'est pas modifiée bien sensiblement
dans sa composition chimique ; elle lave les parois des
organes urinaires, entraîne avec elle les mucosités et
concrétions qui les tapissent, excite la vessie à expulser
avec énergie tous les produits pathologiques en rapport
avec la dimension du canal de l'urètre.

L'eau de Vichy ne modifie, d'une manière heureuse,
que la diathèse urique, et, par contre, *elle empire
l'état pathologique de l'appareil urinaire.* L'eau de
Contrexéville lui est bien supérieure en ce *qu'elle guérit toutes les manifestations de la gravelle,* fait
disparaître, en peu de jours, l'inflammation, la suppuration ou l'hypertrophie qui constitue d'ordinaire l'état
morbide des reins, des uretères, de la vessie et de la
prostate ; en un mot, rétablit l'équilibre, ramène l'har-
monie, remet à neuf les organes génitaux dans leur
ensemble.

Le docteur Civiale avait, avant nous, constaté le
fait, « qu'il lui paraît démontré que les eaux de Con-
» trexéville possèdent la propriété d'exciter fortement
» la contractilité de l'appareil urinaire, et que cette
» propriété les rend utiles pour déterminer l'expulsion
» des gros graviers, en même temps qu'elle conduit
» à un diagnostic plus certain de la pierre vésicale,
» question qui a plus de portée qu'on ne pense ; tandis
» qu'à Vichy, je le répète, les eaux sont propres sur-

» tout à modifier utilement la sécrétion rénale, et
» qu'elles exercent sur la contractilité de la vessie un
» effet sédatif tel qu'aux eaux grand nombre de mala-
» des cessent momentanément de souffrir et se croient
» guéris (1). »

L'eau de Contrexéville a tellement de puissance,
elle est douée d'une vitalité si énergique, que non
seulement elle débarrasse l'économie de l'excès d'acide
urique, mais encore précipite au fond du vase l'acide
urique et l'urée contenue dans les urines normales des
personnes non-graveleuses, et qui,—qu'on le remarque
avec soin, — ne sont d'aucune façon sous l'influence
de la diathèse urique.

Bien souvent, durant mon séjour à Contrexéville,
j'ai été à la fois observateur et consulté à cet égard.
Certains buveurs, dont, avant leur arrivée, les urines
ne déposaient plus, s'étonnaient de les voir déposer
de nouveau, et même assez abondamment. Ils étaient
portés à quitter la station, s'y croyant plus malades
qu'avant leur arrivée. En leur expliquant théorique-
ment le fait, j'ai eu le bonheur d'en retenir quelques-
uns. Plus tard, ils n'ont eu qu'à me remercier de les
avoir rassurés.

Malgré le respect que nous professons pour l'autorité
scientifique de **M.** Civiale, nous ne pouvons admettre

____

(1) Ouvrage cité, pages 90-91.

avec lui qu'il faut cesser l'usage de l'eau de Contrexéville ou de Vichy quand elles déterminent d'abondantes
émissions de sable; c'est le cas, plus que jamais, d'insister sur leur emploi.

« En pareil cas, dit M. Civiale, les eaux sont éminemment nuisibles; elles peuvent à la longue donner
la maladie que l'on croyait combattre, et agissent
comme cause déterminante de la gravelle. » — Civiale, *Traitement de la pierre et de la gravelle*,
pages 77-92.

Plusieurs autres personnes, venues à Contrexéville
sous divers prétextes autres que la maladie, pour ac-
compagner des parents, par exemple, ayant bu accidentellement de l'eau minérale, me prièrent d'exami-
ner leur urine, car elles étaient inquiètes du dépôt
abondant qu'elles y remarquaient. J'eus beaucoup de
peine à faire comprendre à nombre d'entre elles qu'elles
n'étaient pas atteintes de la gravelle.

L'usage de l'eau de Contrexéville, à doses même
peu élevées, produit encore une douleur permanente
dans la région des reins. Il est peu de buveurs qui ne
s'en plaignent. Il en est beaucoup qui s'en préoccu-
pent outre mesure.

Cette douleur, presque générale au début du traitement, provient de l'exagération des fonctions des reins.
Elle dure habituellement dix à douze jours, et cesse
pour ne plus revenir durant le reste de la cure. Nous
avons tenu à en indiquer la vraie cause, afin que les

·malades ne s'y trompent pas et cessent de l'attribuer à un état morbide dont ils ne sont point affectés.

Presque tous les buveurs éprouvent aussi une dysurie qui, chez quelques-uns, est poussée jusqu'à l'impossibilité de la miction. Cette difficulté de l'émission de l'urine, n'est que momentanée. Du reste, elle s'explique par l'excitation que l'eau minérale produit particulièrement sur le col de la vessie et, de plus, par la distension démesurée de la vessie elle-même qui perd alors de sa contractilité.

Les buveurs simplement affectés de diathèse urique voient vite disparaître, sous l'action de l'eau, l'excès d'acidité dont nous attribuons surtout la cause à l'excès de nutrition et au défaut d'excrétion.

Quant aux personnes affectées de gravelle phosphatique, leurs phosphates insolubles sont éliminés; grâce aux modifications qu'apporte à l'économie l'action de l'eau absorbée, leur urine ne tarde pas à reprendre les caractères acides qu'elle possède à l'état normal.

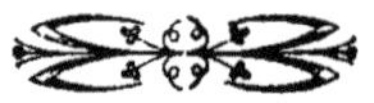

IV

EXAMEN ABRÉGÉ

DES

PRINCIPALES AFFECTIONS

TRAITÉES

A CONTREXÉVILLE.

DE LA GRAVELLE.

En abordant, cette importante question de la gravelle, nous devons commencer par émettre une proposition, passée pour nous à l'état d'axiome, en dépit de ce qu'ont dit de contraire tous les auteurs qui nous ont précédé dans l'étude de cette affection. Tous, ils ont admis différentes variétés de gravelle et les ont décrites, en détail, les unes après les autres.

Quant à nous, nous posons en fait qu'il n'*existe qu'une seule espèce de gravelle, la diathèse urique*, et nous ne considérons les autres manifestations de la gravelle que comme des degrés plus avancés de cette diathèse.

En effet, les différentes modifications chimiques que présentent les sables, graviers ou concrétions expulsés, proviennent uniquement de la gravité plus ou moins grande du trouble fonctionnel et de l'état pathologique de l'appareil urinaire.

Si l'on s'occupait uniquement de l'analyse chimique des sels ou concrétions, solubles ou insolubles, en dépôt dans l'urine, certes, on pourrait créer un nombre infini de gravelles, car ces dépôts peuvent varier de nature chimique, selon l'idiosyncrasie et le régime des individus, ou bien selon la prédominence de tel ou tel état pathologique, soit dés reins, des bassinets, de uretères, de la vessie ou de la prostate.

Cela est si vrai, que les diverses variétés de gravelles observées à Contrexéville ne tardent pas, après quelques jours d'un traitement qui, dans presque tous les cas, modifie heureusement l'état morbide de l'appareil urinaire, à revêtir le type *unique* de gravelle urique. « J'ai vu, dit M. Baud, dans son *Étude sur Contrexéville,* dans le cours d'une saison, des sédiments rouges succéder aux sédiments phosphatiques de certains malades exceptionnellement dynamisés (page 82). » Ce que M. Baud croit exceptionnel est la règle; car, dès l'instant où les organes malades sont modifiés par l'action de l'eau minérale, les sécrétions de composition chimique différentes disparaissent, et plus l'appareil urinaire se rapproche de l'état normal, plus le dépôt observé dans l'urine se rapproche de son type régulier, en fournissant l'urée et l'acide urique pur.

Les matières organiques sécrétées par l'appareil urinaire, en raison de son état pathologique, en arrivant dans la vessie, développent, comme tous les produits de décomposition, une quantité notable d'ammoniaque, qui, par sa combinaison, avec l'acide urique et l'urée, donne lieu à la formation d'urates d'ammoniaque, de carbonates d'ammoniaque, ou bien produit le phosphate-ammoniaco-magnésien. Il se produit encore de l'oxalate de chaux, si la base se trouve ne pas être la même par des causes sus-indiquées.

Tous les produits insolubles se précipitent, et s'ils ne sont pas, dans un temps assez court, expulsés de la vessie, ils donnent naissance à un ou plusieurs calculs, qui, plus tard, nécessiteront une opération.

Quant à la matière organique en excès, c'est d'elle que provient le plus constamment le catarrhe vésical. L'urine, en contact avec ces sécrétions morbides, s'altère, devient ammoniacale, par conséquent fortement alcaline, surtout si elle séjourne longtemps dans la vessie et si elle s'y trouve retenue par une tuméfaction du col ou de la glande prostate.

En résumé, la gravelle est *une*, en principe, et c'est la *diathèse urique*. Elle ne varie que dans sa composition chimique, en raison de telle ou telle prédisposition pathologique de l'appareil urinaire.

Je dirai plus. Pour que la gravelle urique puisse se produire, il faut même que l'appareil urinaire ait perdu quelque chose de son intégrité première et qu'il préexiste un état sub-inflammatoire, par exemple. La présence de la matière solidifiable ne peut s'expliquer que par une surexcitation, un trouble, un vice dans la fonction des reins.

Reste la *diathèse*. Mais nous croyons, quoi qu'on en ait dit, que les diathèses sont modifiables. Toutefois, de tous les moyens curatifs employés contre elles, nous ne connaissons que les eaux minérales qui aient vertu souveraine; pour nous, les eaux minéro-thermales sont l'eau du Jourdain, l'eau lustrale, qui nous lave du péché originel de la diathèse. L'on doit dire des eaux de Contrexéville, en particulier, que si elles ne détruisent pas entièrement la diathèse de la gravelle, elles la modifient à un tel point qu'elles mettent les malades à l'abri des souffrances et des accidents, souvent pour le reste de leur vie.

§ I. — Diathèse urique.

On reconnaît qu'un individu est sous l'influence diathésique de la gravelle, quand, par le repos et le refroidissement, l'urine laisse *habituellement* déposer un sable rouge assez abondant. Le plus souvent, un pareil état de choses ne fait éprouver aucune sensation pénible; ce n'est pas encore la gravelle, mais c'est déjà une tendance, une prédisposition au développement de cette affection. Les urines qui déposent une certaine quantité de sable rouge présentent toujours un excès d'acidité. Sous l'influence d'une cause quelconque, ce sable des urines, qui peut être blanc, car l'acide urique pur est blanc, au lieu d'être entraîné avec elles, peut se déposer dans le rein et constituer les premiers éléments de la formation de graviers plus ou moins volumineux, mais qui le sont d'autant moins que leur nombre est plus considérable. Les graviers peuvent se former de diverses manières : ou bien ils s'agrègent, ou bien ils se superposent, ou encore ils sont reliés les uns aux autres par de la matière animale, ou enfin ils se cristallisent. Toutefois, hâtons-nous de dire qu'il ne faut pas confondre ce dépôt d'acide urique avec celui qu'on peut rencontrer accidentellement dans les urines, à la suite d'une grande fatigue, d'un excès de table, d'un accès de fièvre, ou comme conséquence d'une phegmasie générale.

§ II — Causes.

Les causes de la gravelle sont multiples et complexes; mais, dans la production de ces causes, c'est l'hérédité qui, selon nous, joue le principal rôle. C'est elle, en effet, qui crée *les diathèses,* souillures originelles, car nul n'en est exempt, et elles se traduisent de générations en générations, sous telle ou telle forme, selon l'idiosyncrasie des individus. Ainsi, rhumatisme, goutte, gravelle, affections herpétiques, asthme, catarrhe, bronchique, hémorroïdes, etc., sont des phénomènes de même nature, représentés héréditairement par l'un ou l'autre de ces états morbides.

De toutes les formes héréditaires, la goutte est celle qu'il faut mettre en première ligne. Dans leurs différents ouvrages sur la goutte et la gravelle, les docteurs Rayer, Baud, Raoul, Leroy d'Etiolles vont jusqu'à admettre l'identité de la gravelle urique et de la goutte.

M. Rayer « assimile ces deux maladies et les considère comme deux manifestations du même état morbide. »

M. R. Leroy d'Etiolles, dit « que la gravelle peut être la seule personnification de la goutte avec laquelle elle marche de front. »

M. Baud, regarde les individus affectés de diathèse urique « comme ayant un pied dans le camp de la gravelle et l'autre dans celui de la goutte. »

Pour notre part, nous acceptons pleinement l'opinion de l'identité de la gravelle et de la goutte, et nous ajoutons que, dans le premier cas, les dépôts et concrétions se font exclusivement dans l'appareil urinaire, tandis que, dans le second, ils se forment autour des articulations.

Après les causes diathésiques héréditaires, viennent les causes déterminantes :

1° L'usage habituel des aliments suranimalisés et surabondants, des liqueurs spiritueuses, en un mot, les plaisirs de la table, sont regardés par tous les méde-

cins comme les causes qui prédisposent le plus à la
gravelle. De tous les auteurs que nous avons consultés,
M. Civiale est le seul qui ne soit pas de cet avis.

Sans doute, une nourriture trop substantielle ne
suffit pas toujours à produire *directement* la gravelle, mais il nous paraît impossible de nier qu'un régime trop excitant ne contribue puissamment à la développer. A la théorie étayée de l'autorité de M. Civiale, qu'il nous suffise d'opposer le temps, l'expérience et les faits. Néanmoins, pour que le péché de
gourmandise habituelle puisse produire un aussi
triste résultat, il faut que l'on soit entaché de diathèse
graveleuse; sans cela, tous les gros mangeurs, ainsi que
les personnes trop nombreuses qui font abus des spi-
ritueux, seraient atteintes de la goutte ou de la gravelle,
et chacun connaît assez de trop bons vivants, dont les
écarts de régime sont passés à l'état d'habitude, pour
savoir que, généralement, il n'en est pas ainsi.

2° Après la gourmandise vient l'obésité, qui n'en
est le plus souvent que le complément. A part quelques
exceptions, qui sont la conséquence trop directe de
l'hérédité, il est rare, en effet, de rencontrer un graveleux maigre efflanqué. Tous ou presque tous ont
une prestance carrée, un certain degré d'obésité, et
sont, en un mot, solidement constitués. L'obésité, même
diathésique, c'est-à-dire celle qui n'est pas la conséquence d'un régime exagéré, indique déjà l'excès de
nutrition et le défaut d'excrétion. On comprend tout

de suite à quelles affections sont prédisposés les individus de cette catégorie; ils ont déjà fait le premier pas vers la goutte ou la gravelle.

3° L'abus des plaisirs vénériens joue un rôle plus considérable qu'on ne le suppose dans les causes déterminantes de la gravelle; les phénomènes d'innervation et l'ébranlement nerveux qui succèdent au coït, et dont le retentissement se produit directement sur l'appareil génito-urinaire, sont, pour ainsi dire, une cause permanente d'irritation et d'inflammation des parties de cet appareil, une cause permanente de trouble dans ses fonctions, surtout si le coït est souvent répété.

En ce cas, il y a, si j'ose dire, complicité des causes; car tout individu qui épuise ses forces de cette manière éprouve la nécessité de les réparer amplement au moyen d'une nourriture abondante, succulente, excitante, fortement azotée, largement pourvue, en un mot, de tous les éléments de suranimalisation.

Sous l'influence d'un pareil régime, admettons, par hypothèse, un grain de prédisposition diathésique, et la gravelle apparaît!

4° La vie sédentaire, le décubitus prolongé, trop souvent conséquences du régime, de l'obésité, de la nonchalance, suite des excès de coït, sont encore des causes déterminantes de premier ordre et qui se lient aux précédentes.

5° La suppression de la transpiration habituelle, la

disparition subite des hémorroïdes, une constipation opiniâtre sont des causes déterminantes de second ordre; mais elles ont encore assez de puissance, dans le développement de cette affection, pour que l'on ne néglige pas de les indiquer.

6° Chez les femmes, en outre de toutes les causes que nous venons d'énumérer, l'insuffisance de la menstruation ou sa disparition normale, sont les seules que nous ayons à noter.

Quant à la théorie basée sur les acides introduits en excès dans l'économie, comme cause de production de la gravelle, il nous est impossible de l'accepter par respect des lois de la physiologie. En effet, il y a transformation des acides dans le travail de la digestion, et c'est sous une toute autre forme qu'ils sont assimilés.

Pourtant, une seule exception doit être faite à propos de l'oseille; car l'oxalate de chaux qu'elle contient en abondance se retrouve à l'état naturel dans les urines peu d'instans après son ingestion.

§ III. — Influence de l'âge et du sexe.

Sans être aussi fréquents que chez les adultes, les cas de gravelle ne sont cependant pas rares chez les enfants. Plusieurs années de suite, nous avons vu à Contrexéville un certain nombre d'enfants, âgés de 9 à 10 ans, soumis au traitement par les eaux.

La gravelle s'observe plus fréquemment chez les
petits garçons que chez les petites filles. Les hommes
y sont plus sujets que les femmes. Les coliques néphrétiques, terribles symptômes par lesquels la gravelle
se manifeste, sont généralement plus intenses chez
l'homme que chez la femme. La structure anatomique
des uretères, plus ample chez la femme, donne la raison de cette diminution d'intensité.

Enfin, la gravelle se montre surtout chez les hommes
faits, et là avec toute sa violence. Très commune chez
les vieillards, elle cesse alors d'être aussi agressive et se
complique presque toujours soit d'une pyélite, soit
d'un catarrhe de la vessie. Cet état plus avancé de la
maladie indique que l'appareil urinaire, sous l'influence
d'une phlegmasie le plus souvent sub-aiguë, a considérablement perdu de son intégrité.

§ IV. — Symptômes.

Exposons très brièvement les symptômes de la gravelle.

Dans la définition de cette maladie et dans le chapitre consacré à l'action physiologique des eaux de Contrexéville, nous avons déjà fait connaître quelques-uns
de ces symptômes. Nous étendre plus longuement ne
pourrait être qu'une répétition inutile. Il en est néan-

moins quelques-uns, mais en petit nombre, qui doivent trouver leur place ici.

La symptomatologie des graveleux se traduit ordinairement par un sentiment de chaleur, de douleur et de pesanteur dans la région des reins. Généralement, par la percussion, on trouve le rein malade plus volumineux qu'à l'état normal. Quelquefois on détermine de la douleur par la pression ; parfois aussi, la douleur devient lancinante dans l'exécution de certains mouvements.

Si on examine alors les urines, on les trouvera certainement chargées d'un sable rouge-brique qui se déposera par le refroidissement, adhérera fortement aux parois du vase, et les urines seront acides en excès.

Si le sable vient à s'agglomérer, à former des graviers, ces graviers ne seront expulsés de l'appareil urinaire qu'en causant aux malades les douleurs les plus atroces, connus, hélas ! d'un trop grand nombre de graveleux, et décrites, dans les traités spéciaux, sous le nom de *coliques néphrétiques*. Nous ne nous sommes pas donné pour mission de les décrire de nouveau ici. Disons seulement que leur intensité n'est pas toujours en rapport avec le volume des graviers engagés dans la filière des voies urinaires.

La forme des graviers, plus ou moins garnis d'aspérités, la susceptibilité nerveuse du malade, l'élasticité et l'ampleur des uretères qui varient suivant les indi-

vidus, viendront diminuer ou augmenter l'horreur de
cette torture, qu'il suffit d'avoir éprouvée une seule fois
dans la vie pour ne plus jamais l'oublier.   .   .   .   .

.   .   .   .

§ V. — Diagnostic.

Les symptômes par lesquels la gravelle se manifeste
sont généralement si faciles à reconnaître pour l'œil
exercé du médecin, que le diagnostic ne peut être que
différentiel.

Dans la production des symptômes aigus, il sera
donc urgent de ne pas confondre les coliques néphrétiques avec des accidents qui auraient leur siége dans
le tube intestinal, avec l'ileus, par exemple.

Du reste, les antécédents du malade suffiront toujours pour éclairer définitivement le diagnostic, s'il
pouvait rester encore quelques doutes dans l'esprit.

§ VI. — Pronostic.

Le pronostic de la gravelle est très sérieux, surtout
quand elle existe avec tout le cortége habituel de ses
complications. Beaucoup de vieillards qui avaient pu
résister jusque-là, succombent à l'envahissement de la
maladie, à cette époque de la vie où l'équilibre entre
le statisme et le dynamisme se trouve rompu; en d'au-

tres termes, quand la vitalité individuelle n'a plus assez
de force pour opérer une réaction. Pour les raisons
contraires, le pronostic offre moins de gravité chez les
adultes.

Pourtant, la mort peut quelquefois arriver pendant
les crises de coliques néphrétiques, comme nous avons
eu nous-même l'occasion de le constater récemment.
Mais, par bonheur, des résultats si graves sont fort
rares. M. B., agent de change, a succombé, l'année dernière, au milieu des souffrances les plus terribles ; l'autopsie a été faite et l'on trouva l'uretère perforée par
un gravier d'un fort volume, qui, tombé dans la cavité
abdominale, avait occasionné un épanchement périto-
néal. Quelques mois plus tard, M. X., employé à la
mairie du cinquième arrondissement, jeune homme de
trente-cinq ans, plein de vie et de santé, succombait
sous la violence d'accidents du même genre. Il est très
regettable que l'autopsie n'ait pas été faite.

Puisque la gravelle, ou plutôt les accidents qu'elle
cause, peuvent quelquefois amener une terminaison
funeste, il ne faut donc rien négliger pour se débarrasser de cette affection.

Traitement hygiénique, traitement prophylactique,
traitement curatif, tous doivent être mis en œuvre,
même dès qu'on peut être convaincu qu'on en est atteint.

§ VII. — Traitement.

Pour le traitement curatif, nous n'avons qu'à renvoyer à ce que nous avons dit des eaux de Contrexéville, au chapitre de leur action physiologique. Qu'il nous suffise seulement de faire ici la déclaration suivante : c'est que, en dehors des eaux minérales, tous les moyens employés ou préconisés contre la gravelle sont et ne peuvent être que des palliatifs.

§ VIII. — Régime, hygiène, prophylaxie.

Si les médicaments pharmacologiques ont d'ordinaire peu de puissance contre la gravelle, si quelquefois les eaux minérales elles-mêmes ne produisent pas l'effet attendu, on retirera toujours, et quand même, un résultat réel au moyen du régime et des précautions hygiéniques rigoureuses.

Avant tout, il importera que le malade change ses habitudes gastronomiques. Il faudra que désormais sa nourriture soit peu abondante et surtout privée des éléments azotés qui constituent la suranimalisation. Ainsi, l'on pourra faire varier, la proportion d'acide urique contenue dans l'urine. Donc : viandes blanches, volailles, légumes herbacés, vin de Bordeaux coupé

avec moitié d'eau, voilà ce qui devra constituer son ali-
mentation principale. Les liqueurs alcooliques seront
proscrites absolument des habitudes de ceux qui sont
atteints de la gravelle ou simplement sous l'influence
de la diathèse urique. Sans se priver complétement
des acides, on ne les recherchera pas ; on prendra
garde d'en faire abus. L'oseille, les tomates, les hari-
cots verts, les fruits aigres, devront être évités. Quant
aux asperges, elles sont formellement interdites aux
graveleux. La perturbation qu'elles produisent sur le
système réno-vésical est tellement forte qu'elle suffit
à elle seule pour déplacer en masse des concrétions
qui, peut-être, n'auraient isolément causé aucune douleur. Que cette perturbation soit attribuée à l'effet diurétique des asperges, à l'odeur qu'elles communiquent
aux urines, à la décomposition qu'elles opèrent sur
elles, ou à toute autre cause, toujours est-il que nous
avons vu très fréquemment les coliques néphrétiques
survenir après ingestion, même en petite quantité, de
ces légumes.

De plus, il est indispensable que les personnes atteintes de la gravelle ne se laissent pas aller aux habitudes
nonchalantes auxquelles elles n'ont que trop de tendance en raison de leur constitution. Il faut qu'elles
prennent un exercice quotidien et soutenu, qui, par la
transpiration, excite les sécrétions.

Nous avons dit, en énumérant les causes de la gravelle, que le coït très fréquent produisait un grand

trouble sur les fonctions génito-urinaires. C'est pourquoi il devra être interdit aux vieillards, et, quant aux
adultes, ils doivent s'observer très rigoureusement et
ne se permettre les rapprochements sexuels que très
rarement, comme, par exemple, une fois par semaine
et *une fois chaque fois*.

Enfin, il est de toute nécessité, selon nous, que les
graveleux guéris ou non guéris, afin d'éviter le retour
du mal et d'exciter le mieux, ne manquent pas une
seule année d'aller faire une visite aux eaux dont ils se
seront déjà trouvés bien. On connaît notre prédilection
motivée pour Contrexéville.

DE LA CYSTITE

ET

DU CATARRHE DE LA VESSIE.

Dans un ouvrage principalement destiné aux eaux de Contrexéville, nous n'avons pas l'intention d'empiéter sur le domaine de la pathologie générale et de traiter la cystite dans tous ses détails. Mais comme cette affection est souvent la conséquence de la gravelle, qu'elle en constitue une complication qui entrave la marche et retarde la guérison de cette dernière affection, il nous a paru utile d'en donner une courte analyse.

La cystite et principalement la cystite du col, se montre très fréquemment chez les hommes, qui y sont plus sujets que les femmes ; la disposition anatomique des organes sexuels en explique la raison.

§ I. — Causes.

Les causes qui peuvent déterminer la cystite sont
très nombreuses, mais nous n'avons à nous occuper
ici que de celles qui la déterminent directement ou
indirectement. Ainsi : le passage dans la vessie des sables, graviers, concrétions et calculs, le cathétérisme,
les rétrécissements du canal, le séjour prolongé des
sondes dans la vessie, la propagation de la phlegmasie
urètrale, les injections trop irritantes ou intempesti-
ves, telles sont les causes de la cystite.

§ II. — Symptômes, marche.

Le malade éprouve d'abord une douleur sourde à la
région hypogastrique, puis de fréquents besoins d'uriner qu'il ne peut jamais satisfaire complétement. Il
survient alors un mouvement fébrile très intense, ainsi
qu'un ténesme vésical des plus prononcés. La vessie,
continuellement excitée par la présence de l'urine, ne
cesse de se contracter, et ce n'est qu'avec les plus
grands efforts que les malades peuvent rendre quelques
gouttes d'un liquide troublé, épais, déposant des mu -
cosités analogues à l'albumine de l'œuf et adhérentes
aux parois du vase. L'inflammation peut devenir tellement intense, qu'il survienne une rétention complète
d'urine et que le malade ne puisse être soulagé que
par le cathétérisme, ce qu'il redoute toujours. D'au-

tres fois enfin, si la maladie continue, la vessie perdant de son élasticité cesse de se contracter et laisse échapper les urines goutte à goutte, à mesure qu'elles arrivent dans ce réservoir naturel.

La cystite peut passer à l'état chronique et durer plusieurs années ; les mucosités des urines deviennent de plus en plus abondantes, et quelquefois si épaisses, qu'elles forment une véritable boue qui peut plus tard dégénérer en gravelle. C'est cet état chronique que l'on a désigné sous le nom de catarrhe vésical. Autrement, la durée de la cystite aiguë ne se prolonge guère au-delà de huit à dix jours et se termine le plus souvent par résolution. Les symptômes de la cystite ne débutent pas toujours d'une manière aussi grave ; souvent même les malades n'y font que peu d'attention ; il n'existe point de fièvre et l'affection disparaît d'elle-même sans exiger une médication.

§ III. — Traitement.

Quand la cystite débute par l'état aigu, c'est surtout aux applications de sangsues que l'on doit avoir recours. En même temps, l'on fera prendre aux malades des bains entiers très prolongés et souvent renouvelés, des boissons mucilagineuses telles qu'une légère décoction de graines de lin édulcorée avec le sirop d'orgeat, toujours en petite quantité, afin de ne pas exciter la vessie à se contracter trop souvent. Mais ce qui les soulage le plus vite et fait presque immédiatement cesser les envies fréquentes d'uriner, c'est l'administration, soir et matin, de quarts de lavements froids, additionnés de huit à dix gouttes de laudanum de Sydenham. Ces quarts de lavements, légèrement narcotiques, ont l'inconvénient, il est vrai, de causer une constipation opiniâtre, mais à laquelle on peut toutefois obvier par l'emploi de lavements laxatifs ou de quelques légers purgatifs.

Plusieurs autres médicaments ont encore été préconisés dans le cas de prolongation de la maladie. Tels sont : le cachou, la térébenthine, la teinture de cantharides, celle-ci à très faibles doses; la décoction de bourgeons de sapins du Nord, etc. De tous ces médicaments, nous donnons la préférence à la térébenthine cuite de Venise, expérimentée par Dupuytren, qui, dans certains cas, en a obtenu de bons résultats, mais dont on doit restreindre l'usage en raison de l'irritation qu'elle peut occasionner sur les voies urinaires.

Mais lorsque le médecin a constaté la cystite à l'état chronique, accompagnée si souvent, en ce cas, du catarrhe vésical, et que les moyens ci-dessus énumérés ont été reconnus impuissants, le malade n'a d'autre recours que les eaux minérales. Celles de Contrexéville, en particulier, opèrent sur la cystite et le catarrhe vésical des effets curatifs, constatés par la publication d'un nombre très considérable de cas de guérison.

DÉ LA PROSTATITE.

Un des mots que nous avons entendus prononcer le plus souvent par les buveurs, à Contrexéville, à Vichy et ailleurs, est celui de prostate. Mais, chose fort étrange, c'est que presque personne ne savait au juste ce que ce mot représente. Il est donc indispensable que nous décrivions brièvement les caractères anatomiques et les fonctions de cette glande mystérieuse.

§ I. — Principaux caractères anatomiques de la prostate.

Son nom, *pro, stat (située devant)* indique en quelque sorte sa position. En effet, la prostate est une glande située sur la ligne médiane, à la partie infé-rieure du col vésical qu'elle embrasse intimement, en

avant du rectum, au-dessus du plancher périnéal et au-
dessous des pubis. Sa forme peut être comparée à celle
d'un cône tronqué dont le sommet correspondrait au
point où commence la portion membraneuse de l'u-
rètre.

Sa face supérieure embrasse le col de la vessie et
se combine par l'aponévrôse qui l'enveloppe avec l'a-
ponévrôse pelvienne supérieure.

Sa face postérieure répond au rectum auquel elle
est unie par un tissu dense résistant et non graisseux ;
elle appuie exactement sur le plancher périnéal.

Son sommet présente l'orifice par lequel se dégage
le canal de l'urètre, presque toujours logé dans un an-
neau complet que lui fournit la prostate.

La partie prostatique du canal présente deux gout-
tières latérales, séparées par une crète (*veru monta-
num*) ; de chaque côté se trouvent plusieurs pertuis,
orifices excréteurs de la glande.

La prostate demeure dans une espèce de loge apo-
névrotique très résistante ; elle tire sa nourriture des
vaisseaux du voisinage. Le tissu de la prostate est dense,
résistant, criant sous le scalpel, ce qui est dû à la proportion assez forte de tissu fibreuse dont elle se compose.

Cette glande diffère de grosseur selon l'âge des individus ; à l'état rudimentaire chez l'enfant, elle peut
devenir énorme chez le vieillard. Il est extrêmement
rare de la voir manquer complétement.

La prostate se développe et prend ses proportions habituelles vers l'époque de la puberté. Elle a surtout pour fonction de sécréter un liquide incolore, muqueux et filant, qu'on pourrait, au premier abord, confondre avec le sperme. Ce liquide a pour mission de lubrifier toute l'étendue du canal afin que la semence soit projetée plus loin et avec plus de force au moment de l'éjaculation. L'érection du penis, en comprimant la prostate, facilite la sortie du mucus prostatique, parfois sécrété en si grande abondance qu'on a pu, comme nous le disions plus haut, faire confusion avec la liqueur spermatique.

Plusieurs causes peuvent déterminer les affections de la glande prostate; mais pour ne pas sortir de notre sujet, nous dirons seulement que l'engorgement de la prostate est quelquefois la conséquence de la gravelle, lorsque les concrétions ont été retenues dans l'intérieur de cette glande. Mais encore, dans de telles circonstances, la prostatite est-elle très rare. Nous présumons qu'on l'aura souvent confondue avec la cystite, cette dernière étant beaucoup plus fréquente et présentant d'ailleurs avec la prostatite une grande conformité dans la marche des symptômes.

Quoi qu'il en soit, nous ne pouvons mieux faire que de citer ici la description qu'en donne le savant Bichat dans le *Journal de Chirurgie.*

§ II. — Symptômes, marche.

« Le malade éprouve d'abord un sentiment de chaleur et de pesanteur vers la périnée et à l'anus; bientôt
il se plaint d'une douleur continuelle et pulsative qu'il
rapporte au col de la vessie. Cette douleur augmente
lorsqu'il va à la selle ou qu'il fait des efforts pour rem-
plir cette fonction; il est tourmenté de ténesmes et
d'envies fréquentes d'uriner; il lui semble toujours
avoir un gros tampon de matière fécale prête à sortir
du rectum. Le doigt, introduit dans cet intestin, sent
à sa partie antérieure la saillie que fait la prostate. Si
le malade veut uriner, il est longtemps à attendre la
première goutte d'urine, et s'il fait des efforts pour en
accélérer la sortie, il y met un nouvel obstacle en pous-
sant de plus en plus la prostate au devant du col de la
vessie, dont elle bouche alors l'ouverture, et il ne par-
vient à uriner qu'en suspendant ses efforts. Le jet que
forme l'urine est d'autant plus fin et les douleurs que
cause son passage sont d'autant plus vives que l'inflammation de la prostate est plus considérable. On
pourrait encore ajouter, comme un signe particulier à
cette espèce de rétention, que si l'on essaie d'intro-
duire une sonde dans la vessie, elle pénètre facilement
et sans rencontrer d'obstacle jusqu'à la prostate où
elle est arrêtée, et où le contact devient très doulou-

reux. D'ailleurs, le malade a le pouls dur, fréquent, sa soif est intense, et il offre tous les symptômes génériques d el'inflammation. »

§ III. — Terminaison.

La prostatite n'affecte pas toujours cette marche aiguë; elle peut débuter par l'état chronique, et, dans ce cas, sa terminaison la plus ordinaire est l'induration. La suppuration est souvent la terminaison de l'état aigu, mais comme elle entraîne toujours de graves conséquences, le médecin doit faire tous ses efforts pour en obtenir la résolution.

§ IV. — Traitement.

Ici, comme dans toutes les inflammations, les antiphlogistiques tiennent le premier rang. Ainsi : saignées générales, surtout locales, bains entiers, cataplasmes au périnée, lavements émollients. Il faut être très sobre des boissons délayantes, la vessie ayant toujours, dans ce cas, beaucoup de peine à se vider, le gonflement de la prostate y mettant obstacle par le tampon qu'elle forme au-devant du col de cet organe.

Quoi qu'on en dise, le plus souvent la résolution s'opère facilement quand on a bien reconnu la maladie et qu'on a pu agir à temps.

Il n'en est pas ainsi lorsque la prostatite débute, pour ainsi dire, par l'induration ; elle constitue alors une maladie longue et difficile à guérir, donnant souvent lieu à de complètes rétentions d'urine, à des abcès périnéaux, à la formation de concrétions ; en un mot, à tous les accidents fâcheux qui surviennent d'un obstacle au cours naturel des urines.

Les frictions à l'extrait de belladone et d'onguent mercuriel combinés, les pommades iodurées sont ici d'un puissant effet. Mais le moyen curatif qui réussit le mieux, c'est la cautérisation souvent renouvelée de la glande prostate elle-même, cautérisation pratiquée à l'aide du porte-caustique Lallement. Sous l'influence de ce moyen, peu à peu la chaleur et la pesanteur au périnée disparaissent, la glande diminue graduellement et finit par reprendre ses proportions naturelles.

Malgré l'emploi de tous ces moyens, la vitalité de cette glande est si peu considérable que l'induration peut persister quand même. Alors, comme pour la cystite, la cure par les eaux minérales font disparaître cette induration, rebelle jusqu'alors à tous les autres modes de traitement.

DE LA GOUTTE.

Il serait fort difficile de donner une définition particulière et sûrement exacte d'une maladie telle que la *goutte*. C'est, en effet, pour nous servir des expressions de Hunter, une susceptibilité morbide spéciale qui se traduit par une suite de symptômes réunis sous ce même nom de *goutte*. Mais que l'on n'aille pas croire qu'ainsi considérée la goutte ne soit qu'une hypothèse. Chacun sait trop que c'est une réalité, mais composée de tant d'éléments divers, qu'elle échappe, en ses détails infinis, à la plus persévérante analyse. Pour tout dire, c'est une maladie générale ; en un mot, une *diathèse*.

Les causes les plus étudiées de la goutte, considérée empiriquement, sont l'hérédité, une constitution générale prédisposante, la vieillesse, un régime substantiel et stimulant avec des habitudes oisives et sédentaires. Il y en a cent autres, occasionnelles, qu'il serait trop long et d'ailleurs inutile d'énumérer ici.

Etablissons les caractères importants de la goutte en général.

La goutte aiguë a pour siége habituel les petites articulations, celles des mains et des pieds, particulièrement celle du métatarse et du gros orteil. Pourtant, elle arrive assez souvent à se généraliser sur d'autres articulations. Les attaques de goutte régulière aiguë sont souvent accompagnées d'un mouvement fébrile.

La maladie est d'une assez courte durée pendant les premières attaques, à moinsqu'elles ne se généralisent. Les récidives sont d'ordinaire assez nombreuses, et quand elles se rapprochent, les attaques sont de plus en plus longues, jusqu'à ce que la maladie dégénère, comme il arrive trop souvent, en cachéxie goutteuse.

La goutte articulaire chronique est la suite ordinaire de la goutte régulière aiguë. C'est une maladie très tenace ; mais les attaques, plus longues que dans la précédente, sont moins aiguës.

La goutte incomplète produit d'étranges effets. Barthez l'a vu affecter et contracter les doigts de certains malades « sans causer une seule douleur. » Et Guilbet aussi dit que les engorgements qu'elle amène « sont presque sans douleurs. » On ne s'en aperçoit guère qu'aux tiraillements « qui résultent des efforts faits pour opérer la flexion des membres. »

La goutte dite *anormale*, celle que certains auteurs ont appelée *fibreuse*, n'est autre que le rhumatisme musculaire et fibreux. Mais les accidents principaux, signalés en l'état actuel de la science, encore trop peu avancée sur ce point, et qui se rapportent à la goutte rétrocédée, ou plutôt à la goutte abarticulaire, en général, doivent être groupés en deux classes : 1° les névroses, 2° les phlegmasies. — Les névroses comprennent les névralgies d'origine goutteuse (sciatiques, iléoscrotales, trifaciales), les viscéralgies, celles notamment qui sont fixées sur les voies digestives (dispepsies, gastralgies, coliques goutteuses), et celles qui ont pour siége les voies urinaires (ischurie non inflammatoire, rhumatisme de la vessie); les paralysies locales, avec convulsion ou chorée, les hémiplégies nerveuses, la léthargie goutteuse, l'asthme nerveux, l'angine de poitrine, la lipothymie, la syncope, les palpitations nerveuses. — Les phegmasies liées à la diathèse goutteuse, qui méritent d'être signalées, sont : la néphrite goutteuse, le plus souvent accompagnée de gravelle urique et de calculs des reins, et les phlegmasies des membranes séreuses, qui, loin d'être rares, sont, suivant Guilbert, éminemment fréquentes.

Mais ce qu'il nous importe surtout de signaler ici, ce sont les lésions de sécrétion spéciale par lesquelles se manifeste la diathèse goutteuse. Le phénomène le plus important est la sécrétion surabondante de l'acide urique dans les urines des goutteux. L'acide urique, selon Rayer, y est ordinairement cristallisé, « sauf le cas de paroxysmes fébriles où les sédiments de l'urine sont souvent amorphes. » Par là s'explique la fréquence de la gravelle et de la colique néphrétique chez les goutteux. L'acide urique se retrouve encore dans les calculs rénaux et dans la gravelle des goutteux ; combiné avec la soude, il forme la majeure partie de leurs concrétions tophacées.

On rencontre donc dans la diathèse goutteuse :

1° Diversité du siége de la maladie; 2° diversité dans les lésions par lesquelles elle se traduit. De là, il résulte que l'on peut rapprocher de la goutte beaucoup d'autres maladies, mais qu'elle s'en sépare aussi par des différences notables. La goutte est une maladie très difficile à classer. Il reste au temps beaucoup à faire (1).

Action des eaux de Contrexéville sur la goutte.

Nous n'avons certes pas à insister ici sur le traitement général de la goutte. Il nous suffira de bien marquer en quoi les eaux minérales de Contrexéville agissent sur la guérison de cette affection. Le docteur Baud, en son savant *Mémoire*, avant nous, a presque

(1) Le meilleur résumé historique et scientifique qui ait été fait sur cette trop obscure question de la goutte, est celui que contient la thèse du docteur J.-J. Bouley de Paris (1841).

épuisé ce sujet. Les expériences auxquelles nous nous sommes livré personnellement n'ont fait que confirmer ses allégations. Aussi serons-nous dans l'obligation de peu innover et de beaucoup redire. Mais nous serons bref et nos lecteurs ne s'en plaindront pas.

Les goutteux qui viennent chercher la guérison à la source de Contrexéville sont sûrs au moins d'y trouver un soulagement à leurs souffrances. Le premier effet qu'ils éprouvent est le plus souvent une attaque aiguë, mais de courte durée et sans gravité, sur l'une des articulations d'ordinaire affectées. En même temps, leur sécrétion urinaire est suractivée, et produit en abondance des sédiments uriques, parfois même des calculs peu volumineux. Mais, après cette première débâcle, les bons effets de la cure ne tardent pas à se faire sentir. Les goutteux recouvrent assez vite l'intégrité organique et fonctionnelle des articulations affectées depuis peu, et les autres, celles qui les faisaient souffrir depuis plus longtemps, suivent le mouvement général d'amélioration. Les concrétions tophacées, contenues dans les tissus, diminuent, se résorbent, s'éliminent progressivement, et l'organisme entier tend alors à reprendre l'équilibre de la santé.

Tels sont, à peu de chose près, tous les effets immédiatement signalés par les goutteux eux-mêmes. Après une saison, mais surtout après plusieurs saisons passées aux eaux, durant l'hiver, et loin de la source, les malades continuent à ressentir son heureux effet, et nombre d'entre eux, ayant recouvré la pleine liberté de leurs mouvements, se complaisent, à juste titre, à attribuer leur bien-être inespéré à l'eau bienfaisante.

Précédemment, nous n'avons parlé que de la goutte aiguë ; il nous resterait à parler de la goutte chronique. En ce qui concerne spécialement Contrexéville, M. Baud a épuisé la matière ; qu'il prenne donc la parole à notre place :

« Sous la forme ou plutôt à l'époque précédente,
» la maladie sévissait sur un organisme, vicieux sans
» doute et d'un dynamisme mal équilibré, mais exces-
» sif ; elle semblait n'être elle-même qu'une succession
» d'efforts violents de réhabilitation organique, effica-
» ces surtout, quand ils avaient pour résultat la sur-
» activation des fonctions éliminatrices des téguments
» et plus spécialement des reins ; sous cette nouvelle
» forme, ou à cette deuxième époque, la scène est chan-
» gée ; le dynamisme normal et le dynamisme morbide
» du sujet sont tombés au-dessous de zéro ; ses fonc-
» tions viscérales, aussi bien que ses actes organiques,
» portent l'empreinte de l'imperfection et de l'allan-
» guissement. Sa maladie ne se compose plus de cri-
» ses actives, séparées par des intervalles plus ou moins
» prolongés de bonne santé ; elle est continue, et cette
» continuité est seulement traversée par des assauts cri-
» siaques avortés, qui compliquent le désordre au lieu
» de le réprimer.

» La goutte est devenue podagre, en un mot, et de
» ce nouveau groupe morbide je ne veux que détacher
» ce qui se relie plus directement à la spécialité de no-
» tre traitement. Les sécrétions du malade, suracidées
» à la première époque, passent à l'alcalinité. Les phos-
» phates basiques se substituent à l'acide urique dans
» ses urines, dans ses sueurs sans doute, et dans les
» liquides qui sont versés au voisinage de ses articula-
» tions. Parallèlement et solidairement, en quelque
» sorte, ses séreuses et ses muqueuses sont le siége
» passif d'une habituelle hypercrinie. Sous ce type, la
» diathèse phosphatique s'est nettement dessinée en
» opposition avec la diathèse urique.

» Tous les goutteux de ce degré, que j'ai observés
» aux sources de Contrexéville, présentaient dans leurs
» antécédents l'un des faits suivants : ils étaient arrivés
» par l'irrésistible courant des années aux phases dé-
» croissantes de leur âge et de leur maladie ; ils avaient
» usé d'une manière précoce leurs ressources dynami-
» ques par d'habituels excès ou par un régime vicieux ;
» ils avaient été assaillis par de graves ébranlements
» moraux ; ils avaient fréquemment eu recours à l'un
» de ces traitements décevants, composés surtout d'é-
» vacuants, qui n'affaiblissent la maladie que d'autant
» qu'ils débilitent le malade ; ils avaient cédé à l'en-
» traînement général pour la médication alcaline ,
» poussée jusqu'à l'abus qui lui est spécial, qui, pour
» les goutteux surtout, est plus près qu'on ne le pense

» de l'opportunité d'indication, et en face de laquelle
» la médication Contrexévillaine peut nettement poser
» son appel de vicieuse logique et dangereuse pratique,
» elle qui, alcaline aussi, guérit surtout ou améliore
» les goutteux et leurs consorts les graveleux d'autant
» qu'elle *les désalcalinise.*

» La goutte, ainsi dégénérée, fournit les exemples
» les plus remarquables de l'efficacité de l'eau de
» Contrexéville, et les heureux effets qu'elle en
» éprouve peuvent se résumer en une réhabilitation
» organique et fonctionnelle générales, en même temps
» qu'en un retour plus ou moins complet de la ma-
» ladie à ses conditions primitives de puissance proxis-
» type et crisiaque. »

Ce texte, notre honorable confrère l'appuie de
très nombreux exemples par lui-même recueillis.
Nous pourrions l'étayer, nous aussi, de faits dont nous
avons été témoin. Mais à quoi bon? l'efficacité de
l'eau de Contrexéville sur les goutteux nous semble
prouvée d'une manière irréfutable, et, sur ce point au
moins, les médecins qui connaissent ces sources sont
généralement d'accord.

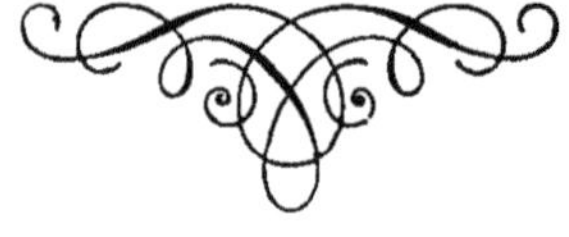

Précédemment, nous avons relevé avec soin tous les avantages admis ou refusés, à tort selon nous, à la source dont nous avons eu l'occasion d'éprouver par nous-même les effets. Nous nous arrêtons, croyant avoir accompli notre tâche, espérant qu'elle n'aura pas été tout à fait inutile. Contrexéville nous a beaucoup donné; nous lui avons peu rendu, sans doute, en comparaison; mais enfin notre conscience est satisfaite. Nous avons indiqué, à notre tour, une route trop peu suivie et au bout de laquelle cependant il est possible de retrouver la santé, ce bien des biens, cette richesse interne de l'humanité.

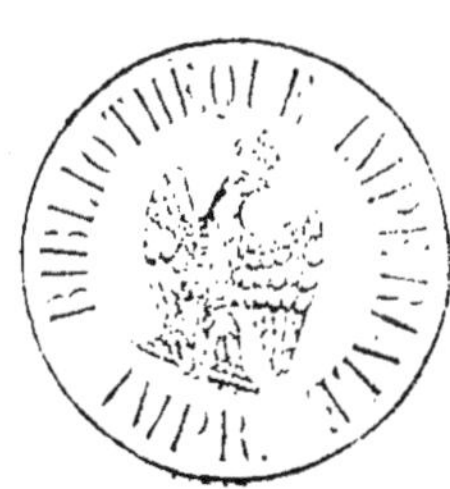

TABLE.

FIN.

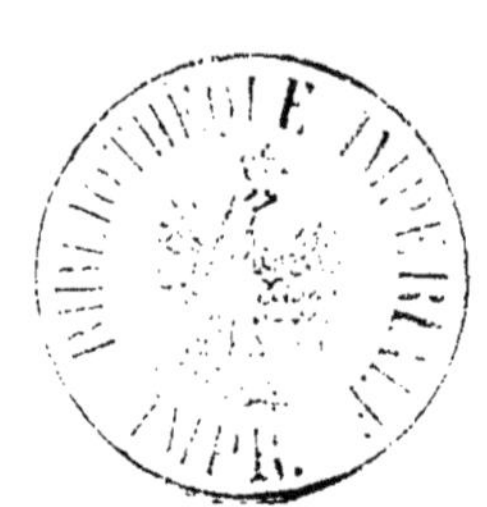